Kohlhammer

Angelika A. Schlarb

Unter Mitarbeit von
Julia Schmidt

KiSS
Therapeutenmanual

Das Training für Kinder von 5 bis 10 Jahren
mit Schlafstörungen

Verlag W. Kohlhammer

1. Auflage 2014

Alle Rechte vorbehalten
© 2014 W. Kohlhammer GmbH Stuttgart
Umschlag: Gestaltungskonzept Peter Horlacher
Umschlagabbildung: © Alan Heartfield; Yvonne Bogdanski;
Alexander Vasilyev; Allisija Hallgerd; Valus Vitaly
Zeichnungen: Andreas Urra
Gesamtherstellung:
W. Kohlhammer Druckerei GmbH + Co. KG, Stuttgart
Printed in Germany

ISBN 978-3-17-021339-5

Inhalt

Content^{PLUS}

Folgende Materialien erhalten Sie im Shop des Kohlhammer-Verlags unter ContentPLUS. Weitere Informationen hierzu finden Sie auf der vorderen Umschlaginnenseite.

- Zu den Schlafprotokollen:
  - Anleitung
  - Schlafprotokoll Eltern
  - Schlafprotokoll Kind
- Imaginationsübungen als Hörfassung
- Geschichtensammlung
- Präsentation zu den Elternsitzungen
- Kindermappe
- Kalimbas Schlafritualfotos
- Mitmachkarte K2 und K3
- Quiz
- Urkunde

Vorwort

Kindern dabei zu helfen, gut zu schlafen, sich erholt und wach dem Tage mit seinen vielfältigen Neuigkeiten widmen zu können und dazu die Eltern zu erleben, die aufgrund eines ruhigen Nachtschlafs nun wesentlich entspannter den Erziehungsaufgaben und den Alltagsaufgaben nachkommen können, ist äußerst befriedigend und macht zudem Spaß.

Therapie für Kinder ist eine spezielle Herausforderung, da Kinder nicht nur durch Gespräche und Einsicht zu einem veränderten Verhalten finden. Das bedeutet, dass die Therapie für die Kinder anregend, spannend und unterhaltsam sein, zugleich jedoch auch genau Folgendes beinhalten muss: dass die Kinder umlernen, dass sie lernen, mit den eigenen Ängsten zurechtzukommen, lernen, alleine bleiben zu können, lernen, Grenzen und auch Regeln einzuhalten. Bei all dem ist es mir immer ein Anliegen, den Kindern geeignete Mittel an die Hand zu geben, um die Probleme selbst zu lösen. So können sie ihre Selbstwirksamkeit erhöhen und wissen, welche Strategien sie in zukünftigen Situationen, die evtl. doch wieder auch Irritationen bezüglich des Schlafes mit sich bringen, einsetzen können.

Dieses Manual ist für Therapeuten konzipiert, die Kindern im Alter zwischen 5 und 10 Jahren helfen wollen, besser und gesünder zu schlafen. Es umfasst alle Techniken und Vorgehensweisen, die bereits evaluiert wurden. Das Besondere ist der Einsatz von einem Stoffleoparden, Kalimba, durch den die Kinder spielerisch in der Therapie Unterstützung erhalten. Durch diese Vorgehensweisen sind all die oben genannten Ziele vereint: Das Kind hat Unterhaltung, es kann selbstständig damit arbeiten, es ist in der Lage, das Gelernte leichter zu behalten und die Techniken sind einfach. Damit die Eltern die Kinder optimal unterstützen können, werden diese in das therapeutische Vorgehen integriert und über sinnvolle und schlafförderliche Erziehungsstrategien unterrichtet.

Dieses Buch ist nun das Resultat von einigen Jahren Arbeit. Neben der Idee ist für die Umsetzung ein gutes Team notwendig, das immer wieder bereit ist, die Dinge zu hinterfragen, auch Kleinigkeiten nochmals zu ändern und an allen möglichen Ecken und Enden mit anzupacken. Auf diesem Wege war eine Vielzahl an Personen beteiligt und all diesen möchte ich danken. Unter anderem waren hierbei Barbara Schwerdtle, Vivien Schwedler, Dominika Kulessa, Helen Gosemärker, Victoria Weltzer, Vesna Milicevic, Julia Wahl, Marco Gulewitsch und besonders Kerstin Velten-Schurian sowie weitere Mitarbeiter und Praktikanten der ersten Stunde wie Peter Heinrich tätig, die immer und immer wieder um Verbesserung bemüht waren. Herzlichen Dank für diese Unterstützung.

Tübingen, Juli 2013   Angelika A. Schlarb

Einleitung

Kindheit bedeutet Veränderung. Die Kinder lernen jeden Tag Neues, erweitern ihr Wissen über die Welt und ihr Wissen über sich. Sie lernen Denken, Handeln und nach und nach auch Planen und Strategien anzuwenden. Auch beim Schlaf ergeben sich vielfältige Veränderungen. So verändern sie ihren Schlafrhythmus vom polyphasischen über den biphasischen und schließlich hin zum monophasischen Schlafrhythmus. Bei diesen Umstellungen kann es immer wieder zu Irritationen und Schwierigkeiten bis hin zu Störungen kommen. Neben dem Schlafrhythmus verändert sich auch die Gesamtschlafdauer (Iglowstein 2003). So sinkt in den ersten fünf Lebensjahren die Schlafdauer von 16 bis 17 Stunden (etwa 70 % des Tages) auf ca. 11 Stunden. Dies bedeutet, dass ein Schulkind gegenüber einem Neugeborenen nur noch ca. 50 % des Tages schläft. Während sich im 3. Lebensmonat die Schlafmenge zwischen 10 und knapp 19 Stunden bewegt, schläft ein 1-jähriges Kind ca. zwischen 11 und 16 Stunden. Um das 4. oder 5. Lebensjahr wird der Mittagsschlaf in der Regel aufgegeben und ab 5 Jahren schlafen Kinder nachts gewöhnlich durch, hierbei werden kurze Aufwachepisoden als klinisch unbedenklich eingestuft. Mit 6 Jahren schlafen dann 96 % der Kinder im Mittel zwischen ca. 9 und gut 12,5 Stunden, mit 10 Jahren dann zwischen 8,5 und ca. 11 Stunden und mit 16 Jahren zwischen 6,5 und 9,5 Stunden (Jenni et al. 2005). Wie die Daten aufzeigen, ist insgesamt eine Abnahme des Schlafes über die Altersspanne hinweg zu verzeichnen. Bedeutsam ist, dass interindividuell jedoch bisweilen erhebliche Unterschiede existieren. Diese große interindividuelle Variabilität von Schlafablauf und Schlafdauer erschwert eine Abgrenzung von »normalem« zu »gestörtem« Schlaf (Hajak 1995).

1 Ab wann wird das Schlafproblem eine Schlafstörung? Die Probleme der Klassifikation

Wie oben beschrieben, gibt es eine Reihe von Besonderheiten des kindlichen Schlafs, die bisweilen eine Interpretation erschweren. Zum einen ist in der Altersgruppe 5–10 Jahre zu unterscheiden, ob das Kind noch einen Mittagsschlaf macht. Manche Autoren sehen die Anforderungen an die Kinder bezüglich des Schlafverhaltens relativ strikt, so ist z. B. Ferber der Meinung, dass sich ab dem 4. oder 5. Lebensjahr ein geregelter Schlaf-Wach-Rhythmus etabliert haben und kein Tagesschlaf mehr benötigt werden sollte (Ferber 1996). Jedoch gibt es auch andere Ansätze, die diese Zeit als Schlaf-Lern-Phase betrachten, in der ein natürlicher, individueller und den sozialen Anforderungen entsprechender Tag-Nacht-Rhythmus erlernt wird (Steinberg et al. 2000). So wird von Vertretern dieser Position das Allein-Einschlafen, das nächtliche Durchschlafen und die Fähigkeit, selbstständig wieder einzuschlafen bei nächtlichem Erwachen als Lernprozess gesehen, der interindividuell unterschiedlich verläuft. In der Behandlung ist es sinnvoll, die Zusammenhänge von Schlafen und Wachen zu erfragen. Schläft das Kind trotz Tagesschlaf in der Nacht gut, ist in der Regel kein Handlungsbedarf gegeben. Jedoch kann ein noch in späteren Kinderjahren stattfindender Tagesschlaf das Bedürfnis auf zeitigen Nachtschlaf deutlich verringern, so dass die Eltern sich bisweilen wundern, wenn das Kind am Abend nicht müde ist. In einem solchen Fall wäre es sinnvoll, über die Notwendigkeit eines Tagesschlafes nachzudenken.

Betrachtet man das Thema »Schlafstörungen bei Kindern«, so ist vor allem relevant, dass entweder das Kind oder die Eltern oder beide einen Leidensdruck durch die Situation empfinden müssen. Das bedeutet, dass den Eltern zunächst die Schlafprobleme selbst oder andere häufige Folgeerscheinungen als störend auffallen müssen. Entscheidend bei der Diagnostik ist, ob es zu einer subjektiven Beeinträchtigung für das Kind beim Einschlafen, Durchschlafen oder auch bei Tagesaktivitäten kommt (Wiater und Scheuermann 2007; Anders et al. 1978). Weiterhin sind die zeitliche Stabilität der Problematik sowie die Häufigkeit entscheidend. Einschlafprobleme werden in der Regel bei Kindern als pathologisch und schlafgestört klassifiziert, sobald mehrfach pro Woche (in der Regel dreimal in der Woche) Schlafprobleme auftreten (bspw. eine erhöhte Einschlafdauer von mehr als 20 oder 30 Minuten) und dies über mind. den letzten Monat zutrifft. Wie oben beschrieben wurde, sollte ein sekundärer Leidensdruck (z. B. durch schlechteres Konzentrationsvermögen in der Schule) sowie die Beeinträchtigungen der Eltern und Geschwister ebenso beachtet werden. Nicht gerade eine Erleichterung ist der Umstand der doch heterogenen Symptomatik beim Kind. So stellt zwar die erhöhte Tagesmüdigkeit ein Symptom dar, das meist am eindeutigsten mit dem Schlaf in Zusammenhang gebracht wird, gleichzeitig zählt es jedoch nicht zu den am weitesten verbreiteten Folgen bei Kindern. Häufiger treten unklare Schul- und Lern-, Verhaltens- und Konzentrationsprobleme auf (Anders et al. 1978; Schlarb et al. 2012). Diese sind dann bisweilen die Gründe, beim Pädiater oder Psychotherapeuten vorstellig zu werden (Mindell 1993; Lehmkuhl und Frölich 1998; Schlarb et al. 2010). Ungefähr 3,3 % der Besuche von pädiatrischen Praxen finden aufgrund einer Insomniesymptomatik des Kindes statt. Meist sind die Eltern deutlich durch die schlaflosen Nächte gezeichnet und berichten oftmals von familiären Häufungen. Eine vorrangige pädiatrische Behandlungsstrategie besteht meist darin, pflanzliche oder homöopathische Beruhigungspräparate für das Kind zu verschreiben (Schlarb et al. 2010). Hinzu kommt, dass Pädiater zwar gut über frühe kindliche Schlafstörungen informiert zu sein scheinen, weniger gut hingegen über spezifische Schlafstörungen bei älteren Kindern (Mindell et al. 1994). Die Annahme, dass sich eine Schlafproblematik im Kindesalter »herauswachse«, ist jedoch nicht zu halten. In den meisten Fällen persistiert die kindliche Schlafproblematik über einen längeren Zeitraum und führt oftmals zu psychischen und langfristig auch zu physischen Beeinträchtigungen (Roberts et al. 2008).

1.1 Schlafstörungen in der Kindheit

In diesem Abschnitt werden die häufigsten Schlafstörungen dieses Altersabschnitts (5–10 Jahre) dargestellt. Es wird besonders auf die Erkrankungen eingegangen, die mit KiSS behandelt werden können.

Insomnie

Die Hauptkriterien einer Insomnie beziehen sich auf Klagen über Ein- und/oder Durchschlafstörungen oder einen, trotz normaler Länge, unerholsamen Schlaf sowie ein daraus resultierendes beeinträchtigtes Tagesbefinden, wie z. B. Müdigkeit, Gereiztheit, Ängstlichkeit etc. Die Behaviorale Insomnie des Kindesalters (ICSD-2) ist dieser Kategorie zuzuordnen. Diese umfasst zwei Störungstypen, den Sleep-Onset-Association-Typus und den Limit-Setting-Typus. Beide findet man vor allem in den ersten Lebensjahren sehr häufig; sie werden im Folgenden genauer dargestellt.

Sleep-Onset-Association-Typ (SOT)

Diese Störung kann sowohl Ein- als auch Wiedereinschlafschwierigkeiten umfassen. Die Hauptsymptomatik ist die Abhängigkeit des Kindes von speziellen Schlafhilfen. So finden die Kinder am Abend und in der Nacht in der Regel nur dann in den Schlaf, wenn spezifische Stimulationen durch die Eltern gegeben sind. Die Kinder benötigen bestimmte Objekte zum Einschlafen, z. B. immer unbedingt ein bestimmtes Plüschtier, ohne das sie nicht schlafen können und dessen Abwesenheit (wie z. B. beim Waschen, im Urlaub) dazu führt, dass die Schlafprobleme auftreten. Oftmals benötigen die Kinder auch die Anwesenheit der Eltern beim Einschlafen, das Sitzen der Eltern am Bett oder auch eine bestimmte Schlafumgebung wie das Elternbett oder Sofa. Fehlen diese Stimuli, verschärft sich die Ein- und Wiedereinschlafproblematik bis die gewohnten elterlichen Stimulationen wieder herbeigeführt werden.

Limit-Setting-Typ (LST)

Dieser Subtyp ist durch eine elterliche Grenzsetzungsproblematik gekennzeichnet. Die Eltern setzen keine, inkonsistente oder nicht vorhersehbare Grenzen, was sich in teilweise sehr massiven Widerständen beim Zubettgehen oder einer sehr verlängerten Zubettgehprozedur bzw. Einschlaflatenz äußern kann. Diese Kinder zeigen eine starke Abwehr ins Bett zu gehen, zögern die Zubettgehroutine und das Zubettgehritual bisweilen provokant hinaus und benötigen viel Zeit, um tatsächlich einzuschlafen. Häufig fordern diese Kinder mehrfach Dinge, wie eine weitere Gute-Nacht-Geschichte oder noch weiteres Fernsehen. Oft stehen diese Kinder mehrfach wieder aus dem Bett auf, obwohl die Schlafenszeit eigentlich vereinbart war, und fordern von den Eltern bestimmte Maßnahmen oder ziehen evtl. auch um ins Elternbett (da es ihnen dort besser gefällt). In Zusammenhang mit dem Limit-Setting-Typus stehen geringe elterliche Erziehungsskills.

Parasomnien

Zu den Parasomnien zählt eine Reihe unterschiedlicher Störungen. Im Folgenden wird auf die Störungen eingegangen, die häufig vorkommen und auch differentialdiagnostisch abgeklärt werden sollten. Auf die Darstellung der Enuresis wird in diesem Fall explizit verzichtet, da hierbei die Eltern meist wegen dieses konkreten Problems schon in die Ambulanz oder Sprechstunde kommen.

Pavor Nocturnus

Meist sind die Eltern sehr beeindruckt von diesem Störungsbild, da sich der Pavor Nocturnus durch ein abruptes nächtliches Aufschrecken mit massivem Angstaffekt aus dem Non-REM-Schlaf auszeichnet. Dies geschieht in der Regel im Stadium III ca. 60–120 Minuten nach dem Einschlafen, also im ersten Drittel der Nacht. Weitere Kennzeichen sind ein initialer, gellender Schrei sowie eine Aktivierung des autonomen/vegetativen Nervensystems, was sich bspw. durch Schwitzen, Gesichtsröte, Tachypnoe, Tachykardie und Mydriasis bemerkbar macht. Die von den Kindern geäußerte große Furcht steht in Verbindung mit einer ausbleibenden Reaktion auf direkte Ansprache. Oftmals erkennen die Kinder nicht einmal ihre Eltern. Die Kinder sind schlecht zu wecken und schwer zu beruhigen. Am Morgen besteht weitgehende Amnesie bezüglich der nächtlichen Ereignisse. Ein direkter Zusammenhang mit emotionalen Problemen existiert nicht. Im ICSD-2 wird für den Pavor Nocturnus eine Prävalenz von 1–6,5 % angegeben. Hingegen berichten Laberge et al. (2000) über eine Häufigkeit des Nachtschrecks von 14,7 % in der Altersgruppe der 3- bis 10-Jährigen.

Alpträume

Alpträume sind im Gegensatz zum Nachtschreck nächtliche Ereignisse, die meist in der zweiten Nachthälfte stattfinden. Das Kind erwacht in der Regel mit deutlich negativen Emotionen aus dem Traum. Die Emotionen sind von den Eltern wahrnehmbar, nicht selten weint das Kind und muss von den Eltern beruhigt werden. Im Gegensatz zum Pavor Nocturnus ist das Kind wach, und kann meist vom Trauminhalt erzählen. Circa 1,7–5 % (Lehmkuhl et al. 2008, Schlarb et al. 2010; Schredl et al. 2000) der Kinder leiden unter wiederkehrenden Alpträumen. Hierbei ist zu berücksichtigen, dass Alpträume im Vor- und Grundschulalter nicht selten sind und typischerweise mit diesem Entwicklungsstadium des Kindes einhergehen. Jedoch können wiederkehrende Alpträume für das Kind sehr belastend sein und stehen oftmals auch mit Ängsten in Verbindung. Im Schnitt sind bei 3,1 % der Patientenkontakte wiederkehrende Alpträume der Grund, einen Pädiater aufzusuchen. Die Behandlungsempfehlung von 58,9 % der Kinderärzte lautet Beratung, Beruhigung, Aufklärung und Gespräch, 10,7 % überweisen zur Psychotherapie (Schlarb et al. 2010).

Schlafwandeln/Somnambulismus

Der Somnambulismus ist gekennzeichnet durch ein plötzliches Aufrichten oder Aufstehen bis hin zu komplexen Verhaltensweisen im Schlaf. Schlafwandeln beginnt in der Regel ca. 60–120 Minuten nach dem Einschlafen und passiert hauptsächlich im Tiefschlaf des Non-REM-Schlafs. Zu den weiteren Charakteristika zählen schlechte Bewegungskoordination, Desorientierung, schwere Erweckbarkeit und morgendliche Amnesie für das Schlafwandeln. Die angegebene Prävalenz für Somnambulismus in der Kindheit liegt bei 9,2–17 % (Laberge et al. 2000).

Hingegen zeigen Studien aus dem deutschsprachigen Raum mit 3–4 % deutlich niedrigere Prävalenzen für Somnambulismus und Pavor Nocturnus Störungsbilder (Wiater und Scheuermann 2007).

Schlafbezogene Atemstörungen

Das Schlafapnoe-Syndrom zeichnet sich durch ein wiederholtes Auftreten von Atemstillständen während des Schlafes aus, was zu einer Sauerstoffunterversorgung führt und meist mit einer ausgeprägten Tagesmüdigkeit einhergeht. Charakteristika sind Schnarchen, Schwitzen und mehr als fünf Apnoen/Stunde oder zehn Apnea-Hypopnea/Stunde. Das Obstruktive Schlaf-Apnoe-Syndrom weist eine Prävalenz von 1–2 % v. a. bei Vorschulkindern auf (Anders und Eiben 1997). Bei Verdacht auf eine vorliegende Apnoe sollte ein Kinderschlaflabor aufgesucht werden. Diese findet man unter anderem auch im Verzeichnis auf der Homepage der Deutschen Gesellschaft für Schlafmedizin und Schlafforschung (DGSM).

2 Prävalenz und Persistenz von Schlafstörungen bei Kindern

Genaue Daten hinsichtlich des Vorkommens von kindlichen Schlafstörungen sind schwierig zu eruieren, denn die Studienlage differiert sehr stark nach eingesetzter Diagnostik und Begriffsbestimmung. Schlafprobleme haben sehr viele Kinder. So konnten verschiedenste Studien aufzeigen, dass zwischen 25 % und 40 % der Kinder im Vorschul- und Schulalter unter Schlafproblemen leiden (Mindell 1993; Dahl 1996; Kahn et al. 1989; Palm et al. 1989; Esser und Schmidt 1987). Über Einschlafprobleme klagen zwischen 25 und 33 % aller Schulkinder (Schäfer 1993). Kahn et al. (1989) berichten von 43 % der 8- bis 10-jährigen Kinder, die länger als sechs Monate an Schlafproblemen litten.

Auch die Daten anhand der Child Behavior Checklist (CBCL; Achenbach 1991) von Kindern im Alter von 4 bis 10 Jahren ergaben ähnlich hohe Prävalenzen (Lehmkuhl et al. 1998; Wiater et al. 2005). Diese werden in ▶ Tabelle 1 dargestellt. Vergleicht man die Angaben unter »manchmal« mit denen unter »häufig«, spiegelt sich eigentlich das typische Bild von Schlafschwierigkeiten und Schlafstörungen wider.

Eine andere Publikation dieser Arbeitsgruppe mit 6 464 Schulanfängern zeigte ebenfalls vielfältige Schlafprobleme in diesem jungen Alter auf. So berichteten ca. 25 % der Kinder, die unter Einschlafproblemen litten, zusätzlich auch von Durchschlafproblemen. Über Einschlafprobleme klagten 10 %, über Durchschlafprobleme oder nächtliches Aufwachen 8–23 %, am Morgen nur schwer erweckbar zu sein beklagten 11 %, Pavor Nocturnus gaben 2,7 % an, Schlafwandeln 3,9 % und an Alpträumen zu leiden sogar 14 % (Kraenz et al. 2003). Insgesamt jedoch differieren die Angaben aus den verschiedenen Studien. Vor allem im angloamerikanischen Raum werden meist höhere Prävalenzzahlen angegeben (Owens 2000; Mindell et al. 2006; Salzarulo und Chevalier 1983).

Wie schon oben beschrieben, haben Schlafstörungen bei Vorschulkindern die Tendenz zu persistieren (Bruni et al. 2000). Meist bestanden bei Kindern die Schlafprobleme schon früh und waren konsistent (Sadeh 2005). So zeigt eine Untersuchung an 218 Kindern von 2–15 Jahren, dass Einschlafprobleme bei Kindern im Vor- und Grundschulalter signifikant häufiger auftreten, wenn bereits im 1. Lebensjahr Probleme mit dem Schlaf-Wach-Rhythmus auftraten (Salzarulo und Chevalier 1983). Auch die Daten einer prospektiven Längsschnittsstudie weisen in die gleiche Richtung. Kinder, denen mit 5 Jahren Schlafprobleme diagnostiziert wurden, wiesen mit 10 Jahren immer noch ein erhöhtes Risiko für Schlafprobleme auf (Pollock 1992).

Syndrom	Gesamt (n = 1030)		Jungen (n = 496)		Mädchen (n = 534)	
	Manchmal (%)	Häufig (%)	Manchmal (%)	Häufig (%)	Manchmal (%)	Häufig (%)
Schlafstörung	13,3	4,5	6,5	2,8	6,8	1,7
Alpträume	23,8	1,9	13,3	0,8	10,5	1,1
Insomnie	21,7	4,7	11,2	2,6	10,5	2,1
Hypersomnie	7,9	1,2	4,0	0,6	3,9	0,6
Sprechen im Schlaf/ Schlafwandeln	13,0	1,6	6,3	1,0	6,7	0,6

Tab. 1: Angaben in Prozent von Schlafstörungen von Kindern im Alter von 4–10 Jahren in der Elternbeurteilung (CBCL) getrennt nach Geschlechtern (aus Lehmkuhl et al. 1998)

Zwar nehmen gerade im Kindesalter die Schlafstörungen insgesamt eher ab, jedoch »wachsen« die meisten Kinder nicht aus diesen Problemen heraus (Schlarb et al. 2010). Insgesamt jedoch sinkt das prädiktive Risiko für eine Stabilität der Schlafstörungen wiederum signifikant über einen längeren Beobachtungszeitraum (11 Jahre) (Gregory und O'Connor 2002).

So ist daraus zu schließen, dass es notwendig ist, auch im Kindesalter die Schlafprobleme zu behandeln. Werden diese nicht behandelt, überdauern die Probleme häufig die Kindheit und bestehen in vielen Fällen sogar noch im Erwachsenenalter (Schlarb et al. submitted).

3 Auswirkungen von chronifizierten Schlafproblemen oder -störungen

Persistieren die kindlichen Schlafprobleme, zeigen sich vielfältige Auswirkungen (Bruni et al. 2000). So gehen Schlafstörungen meist mit emotionalen und Verhaltensauffälligkeiten einher (Hagenah 2002; Lehmkuhl et al. 2008). Bislang ist jedoch der direktionale Zusammenhang noch nicht vollständig geklärt. Denn Schlafstörungen können einerseits als Vulnerabilitätsfaktor für die Entwicklung psychischer Störungen gesehen werden, andererseits treten oftmals Schlafstörungen im Rahmen von psychiatrischen Erkrankungen auf (Hagenah 2002). Insgesamt jedoch scheint eine reduzierte Schlafmenge und/oder Insomnie deutlich beeinträchtigende Funktionen zu haben. Kinder und Jugendliche mit signifikant weniger Schlaf als Gleichaltrige lernen schlechter (Schlarb et al. 2012), neigen eher zu aggressiven Verhaltensweisen (Velten-Schurian et al. 2010). Auch Alpträume haben umfassende Auswirkungen: So zeigen diese Kinder meist deutlich schlechtere Schulleistungen (Wiechers et al. 2011) und über eine erhöhte Ängstlichkeit bei diesen Kindern berichten beispielsweise Laberge und Kollegen (2000).

Man kann auch eine Reihe von komorbid auftretenden Erkrankungen feststellen. So zeigen auch depressive Kinder und Jugendliche Veränderungen hinsichtlich ihres Schlafverhaltens (Remschmidt und Schulz 1999). Daneben sind auch bei Angststörungen Ein- und Durchschlafstörungen sowie Alpträume belegt (Garland 1995). So berichten Jugendliche mit Angsterkrankungen häufig über beunruhigende Träume und auch die Schlafqualität wird als reduziert erlebt (Nielsen et al. 2000). Alpträume als Folge von traumatisierenden Erfahrungen im Kindesalter sind bisher nur eingeschränkt erforscht. Meist berichten diese Kinder von Ängsten vor der Dunkelheit, Alpträumen und Ein- sowie Durchschlafstörungen (Perrin et al.

2000). Bei Kindern mit ADHS werden meist Einschlafprobleme sowie häufiges nächtliches Erwachen festgestellt (Rickel und Brown 2007). Daneben wird meist von Eltern und Kind über Müdigkeit am Tage, Alpträume und Enuresis Nocturna bei vorliegender ADHS gesprochen (Fricke-Oekermann und Lehmkuhl 2007; Chervin et al. 2002; Baeyens et al. 2005). Besonders oft sträuben sich diese Kinder, zu Bett zu gehen und zeigen Widerstande hinsichtlich des Einschlafens, jedoch wachen sie auch nachts häufiger auf und haben morgens Probleme aufzustehen. Auch schlafbezogene Atemstörungen und Tagesschläfrigkeit treten häufiger auf (Cortese et al. 2009).

4 Einflussfaktoren auf den kindlichen Schlaf

4.1 Einfluss der Eltern und der Familie

Je jünger das Kind ist, desto größer ist der Einfluss der Eltern auf den kindlichen Schlaf. Neben diesem wesentlichen Einflussfaktor gibt es jedoch noch weitere Faktoren, die den Schlaf durchaus deutlich mit bedingen und bei einer Therapie berücksichtigt werden sollten. Im Folgenden soll auf die Einflussfaktoren eingegangen werden, welche bei Kindern zwischen 5 und 10 Jahren wichtig sind.

4.2 Das kinderspezifisch modifizierte Modell

Folgendes Modell basiert auf dem der Erwachsenen (Morin 1993; Backhaus 1997) und stellt eine kindgerechte Darstellung in Form eines multifaktoriellen Modells dar. Auf diesem Modell fußt auch das KiSS-Behandlungsprogramm.

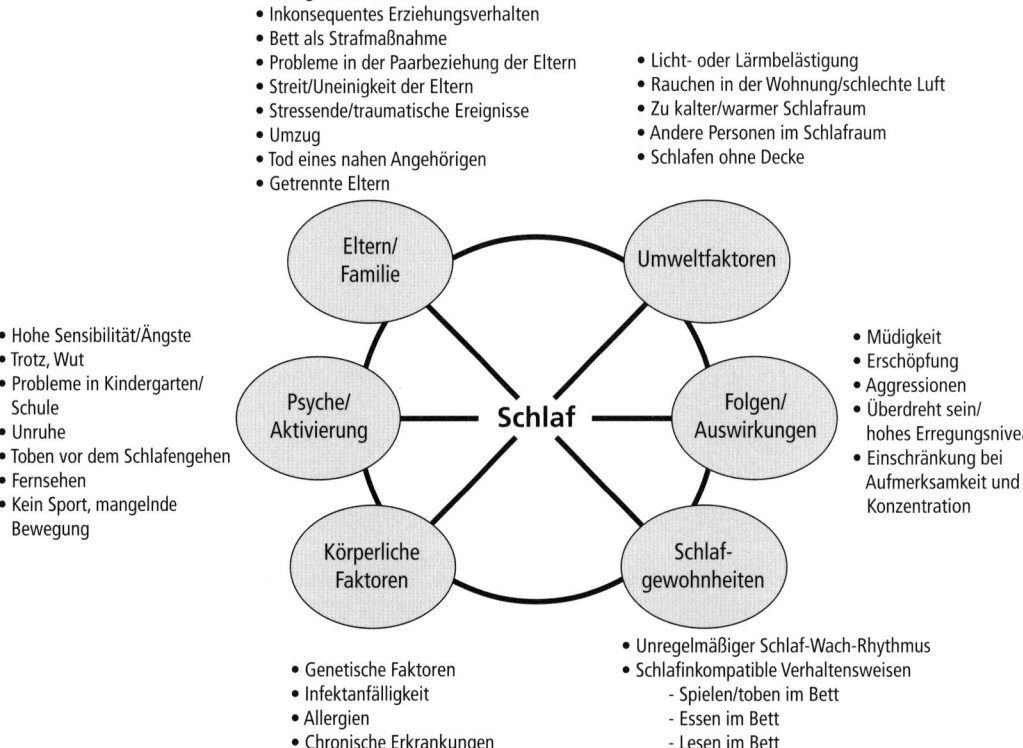

Auswahl an Einflussfaktoren auf den kindlichen Schlaf

Für Kinder zwischen 5 und 10 Jahren sind vor allem folgende Faktoren bei der Behandlung der Schlafproblematik wichtig: Schlafgewohnheiten, körperliche Faktoren, Psyche/Aktivierung, Eltern/Familie, Umweltfaktoren, Folgen/Auswirkungen des Schlafproblems. Gerade das Zusammenwirken mehrerer Faktoren begünstigt die Entstehung und Aufrechterhaltung von kindlichen Schlafstörungen. Im KiSS Training werden gleichzeitig mehrere dieser Faktoren modifiziert, um den Schlaf zu verbessern und negative Wechselwirkungen abzuschwächen. Ziel ist somit, schlafförderliche Faktoren zu schaffen und die erwünschte Besserung der Symptomatik mit Kind und Eltern zu erzielen.

4.3　Funktionales und dysfunktionales Erziehungsverhalten

Das Erziehungsverhalten der Eltern spielt bei Kindern im Alter von 5 bis 10 Jahren eine entscheidende Rolle. In der Regel gilt die Meinung, dass für ein gesundes Schlafverhalten elterliche Verhaltensweisen notwendig sind, die die Bedürfnisse des Kindes berücksichtigen und zugleich zu einer günstigen Eltern-Kind-Beziehung führen. Sind diese Gegebenheiten vorhanden, schläft das Kind in der Regel deutlich besser:

- Emotionale Wärme, Zuneigung
- Klare, sinnvolle Regeln
- Konstruktiver Umgang mit Problemverhalten
- Anregungen zu Entwicklung und Lernen
- Angemessene Beaufsichtigung bzw. Freiräume

Berücksichtigen Eltern diese Verhaltensweisen, so wirkt sich konsequentes Erziehungsverhalten und das Durchführen einer angemessenen Zubettgehroutine in der Regel positiv auf das Schlafverhalten des Kindes aus (z. B. Adams und Rickert 1989). Generell ist bei der Behandlung von Schlafstörungen bei Kindern zu beachten, dass dysfunktionales Erziehungsverhalten nicht bedeutet, dass die Eltern absichtlich dysfunktional sind. In der Regel wird ein für die Eltern eindeutig dysfunktionales Erziehungsverhalten von diesen auch meist erkannt und vermieden. So ist den Eltern im Allgemeinen bekannt, dass Bestrafungen in Form von Schlagen, Drohungen oder lautem Schreien sowie unkontrollierte Wutreaktionen keine angemessenen Erziehungsweisen sind (Maccoby und Martin 1983).

In der Therapie mit den Eltern muss eher das unscheinbare und nicht sofort offensichtlich dysfunktionale Erziehungsverhalten, wie bspw. die ungünstige Zuwendung elterlicher Aufmerksamkeit für unerwünschtes kindliches Verhalten, bearbeitet werden, da dies von den Eltern in der Regel nicht a priori wahrgenommen wird (Patterson 1982). Auf die Schlafproblematik bezogen bedeutet dies, dass die Eltern meist nicht wahrnehmen, dass sie ihren Kindern oftmals Aufmerksamkeit für unerwünschtes Verhalten (z. B. Kind trotzt und verlangt nach immer neuen Dingen im Bett wie Milch, andere Puppe oder noch ein Lied) zukommen lassen und sich daher das Problemverhalten stabilisiert oder gar zunimmt. So ist auch zu erklären, dass Kinder, deren Eltern beim Einschlafen anwesend sind, mehr Schlafprobleme haben (Adair et al. 1991). Jedoch ist immer auch zu prüfen, ob die Anwesenheit der Eltern nicht der Versuch einer adäquaten Reaktion auf die Schlafproblematik des Kindes ist. Auch ist in der Behandlung zu berücksichtigen, dass Eltern mit Erziehungsschwierigkeiten positives Verhalten ihres Kindes oftmals ignorieren oder nicht ausreichend beachten (z. B. das Kind geht allein ins Bett oder Lob für das Im-Bett-Bleiben und Nicht-ins-Elternbett-Wechseln). Dies trägt ebenso zur Stabilisierung der kindlichen Schlafproblematik bei. Auch können kindliche Schlafprobleme eine Folge konditionierter Fehlverhaltensweisen sein. Beispielsweise führt oftmals das Fehlen von klaren Einschlaf- und Zubettgehritualen zum Auftreten von Schlafproblemen seitens des Kindes.

Generell ist es wichtig, dass der Therapeut berücksichtigt, dass dysfunktionales Erziehungsverhalten sowohl Ursache als auch Folge von Verhaltensauffälligkeiten und damit auch Schlafstörungen des Kindes sein kann (Kazdin 1995). Diese Reziprozität sollte dem Therapeuten immer präsent sein. So kann ein Schlafproblem des Kindes auch ungünstiges oder problematisches Erziehungsverhalten bewirken.

Insgesamt wird der Therapeut den Eltern vermitteln, dass nicht alle Erziehungsfehler zu kindlichem Problemverhalten führen müssen, sondern dass dysfunktionales Erziehungsverhalten vor allem bei der Aufrechterhaltung und Stabilisierung von kindlichen Verhaltensauffälligkeiten eine wichtige Rolle spielt (Patterson et al. 1989).

Psychotherapie ist nicht bei allen Schlafstörungen im Kindesalter möglich, denn der Einfluss des elterlichen Erziehungsverhaltens auf verschiedene kindliche Schlafstörungen variiert deutlich. Während organisch bedingte Schlafstörungen vergleichsweise wenig durch erzieherische Maßnahmen beeinflussbar sind, ist hingegen eine Verhaltenstherapie oder -modifikation bei allen Schlafstörungen möglich, bei denen das Verhalten des Kindes und damit auch das der Eltern eine große Rolle spielt. Je jünger das Kind ist, desto eher haben die Eltern die Möglichkeit und stehen in der Verantwortung, diese Veränderung zu initiieren und umzusetzen. Das vorliegende Programm zeigt, dass bereits Kinder ab dem Alter von 5 Jahren selbst aktiv werden können und somit gleichberechtigt zu den Eltern in den Veränderungsprozess einbezogen werden. Das Ziel dabei ist, das Kind in seiner Problemlösekompetenz zu stärken und die Selbstwirksamkeit des Kindes bezüglich dieser Entwicklungsaufgabe zu erhöhen. Bevor die Therapie jedoch begonnen werden kann, sollte eine ausführliche Diagnostik durchgeführt werden.

5 Zielgruppe – Für welche Störungsbilder ist das KiSS-Schlafbehandlungsprogramm einsetzbar?

Folgende Schlafstörungen nach ICSD-2 können mit dem KiSS-Trainingsprogramm behandelt werden:

- Behaviorale Insomnie
- Psychophysiologische Insomnie
- Inadäquate Schlafhygiene
- Schlafstörung aufgrund mangelnder Schlafdisziplin
- Einschlafstörung durch Fehlen des gewohnten Einschlafrituals
- Unregelmäßiges Schlaf-Wach-Muster
- Schlafstörung bedingt durch nächtliches Essen/Trinken
- Fehlbeurteilung des Schlafs
- Umweltbedingte Schlafstörung
- Anpassungsbedingte Schlafstörung
- Verzögertes Schlafphasensyndrom
- Vorverlagertes Schlafphasensyndrom
- Schlaf-Wach-Störung bei Abweichung vom 24-Stunden-Rhythmus
- Alpträume

Folgenden Schlafstörungen können mit dem KiSS-Programm behandelt werden, soweit diese durch den Abbau von Stress variierbar sind:

- Pavor Nocturnus
- Schlafstörung durch rhythmische Bewegung
- Einschlafzuckungen
- Sprechen im Schlaf
- Periodische Bewegung der Gliedmaßen
- Schlafwandeln

6 Diagnostik kindlicher Schlafstörungen

Grundsätzlich sollte eine Abklärung durch den Kinderarzt erfolgen, um zu gewährleisten, dass die Symptome nicht aufgrund einer körperlichen Störung existieren. Folgende diagnostische Instrumente sind sinnvoll:

a) Schlafspezifische Anamnese
b) Schlaftagebuch
c) Screeninginstrument (CSHQ-DE, SSR-DE)
d) Schlaflabor

Beim diagnostischen Prozess ist es maßgeblich, dass der Therapeut versucht, den Hintergrund der Schlafproblematik zu erfassen.

Zwei grundlegende Motivationen sind hierbei zu unterscheiden: Existiert das Schlafproblem aufgrund von kindlichen Ängsten, wie bspw. Angst vor dem Alleinsein im Bett, Angst vor der Dunkelheit, Angst vor der Trennung der Eltern oder Angst vor Einbrechern oder Monstern oder Ähnlichem? Oder geht es bei der Schlafproblematik maßgeblich um das Prinzip »Macht« bzw. Einfluss? Versucht das Kind durch sein Verhalten seinen Einfluss in der Familie zu spüren? Diese Fragen wird der Therapeut über den gesamten diagnostischen Prozess versuchen zu beantworten und sich hierüber ein Bild machen.

6.1 Schlafspezifische Anamnese

Für das Alter von 5 bis 10 Jahren sollte die schlafspezifische Anamnese sowohl verschiedene entwicklungsbedingte Fragestellungen als auch Verhaltensgewohnheiten der Familie umfassen. Es ist sinnvoll, neben den demographischen Daten auch Art, Dauer, Verlauf und Schweregrad der Schlafstörung, Auswirkungen auf die Tagesbefindlichkeit und die Familie, Familienverhältnisse, Vorbehandlungen, organische Erkrankungen, andere psychische Probleme, Lebensgeschichte und belastende Lebensereignisse (in den letzten 12 Monaten) zu erfassen. Daneben sollten der Tages- und Nachtablauf, die Wachbefindlichkeit und das generelle Verhalten am Tage in schlafbezogenen und nicht schlafbezogenen Kontexten sowie die Schlafgewohnheiten der Familie (Schlafplätze der einzelnen Familienmitglieder), das Schlafsetting, die räumlichen Voraussetzungen, Einschlafrituale sowie die Beruhigungs- und Einschlafinterventionen bzw. Interaktionsmuster zwischen Eltern und Kind im Kontext des Schlafengehens und Einschlafens ebenso wie Beginn, Auslöser und bisheriger Verlauf der Schlafprobleme und zum Schluss noch die elterlichen Erklärungsversuche bzw. Ursachenzuschreibung erfasst werden.

6.2 Schlaftagebuch

In der Schlafforschung und Schlafbehandlung stellen Schlaftagebücher eines der am häufigsten eingesetzten Messinstrumente dar. Schlaftagebücher werden zur Erfassung der Schlafparameter verwendet und gelten als valide und reliable Messinstrumente. Zur Diagnostik sollte das Schlaftagebuch zwei Wochen vor dem Behandlungsbeginn von den Eltern durchgängig geführt werden. Bei Kindern im Alter von 5 bis 10 Jahren kann man auf die üblichen Schlaftagebücher zurückgreifen. Falls die Eltern den Eindruck haben, dass ihr Kind nachts kaum schläft und die meiste Zeit wach ist, kann das Schlaftagebuch zu einer Objektivierung der elterlichen Wahrnehmung des Schlafverhaltens beitragen (Largo und Hunziker 1984). Zur Auswertung sollten in der Regel die Aufzeichnungen der jeweils zweiten Woche genauer betrachtet werden, da die erste Woche als Adaptionswoche gilt (Müller und Paterok 1999; Schoicket et al. 1988). Für die Auswertung ist es sinnvoll, darauf zu achten, dass beide Wochen durch einen gleichen Tagesrhythmus bestimmt werden (also z. B. zwei Wochen Kindergarten oder Schule). Das Schlaftagebuch gliedert sich im Allgemeinen in einen sogenannten »Morgenteil« und in einen »Abendteil«, in denen die verschiedenen Parameter abgefragt werden (siehe Homepage der DGSM: www.dgsm.de): Aufwachzeit am Morgen, Anzahl und Dauer des nächtlichen Erwachens, Tagesschlaf, Dauer der Zubettgehprozedur, Zubettgehzeit, geschätzte Einschlafzeit etc. Aus diesen Angaben lassen sich folgende gängige Schlafparameter errechnen:

Einschlaflatenz

Die Einschlaflatenz ist die Zeit, die zwischen dem Löschen des Lichts und dem Einschlafen liegt und dient unter anderem als Maß dafür, ob Einschlafprobleme vorliegen (Lehmkuhl und Frölich 1998). Diese Zeit sollte in diesem Alter 20–30 Minuten nicht überschreiten.

Schlafkontinuität

Die Schlafkontinuität ist von der Häufigkeit und Dauer des nächtlichen Erwachens und dem potentiellen Vorhandensein nächtlicher Aktivitäten des Kindes (z. B. essen, trinken) bestimmt. Unterbrechungen können zu erheblichen Beeinträchtigungen am Tag führen (Bonnet 1985).

Gesamtschlafzeit und Vigilanz während des Tages

Mit Kenntnis der Einschlafzeit, der Aufwachzeit und der Dauer der nächtlichen Wachliegezeit kann die Gesamtschlafzeit des Kindes ermittelt werden. Hierbei ist es besonders wichtig zu wissen, ob das Kind von alleine aufwacht oder ob es von den Eltern geweckt werden muss (Ferber 1995; Ferber 1990). Dies kann trotz ausreichend Schlaf und ohne Einschlafprobleme auf eine Hypersomnie hinweisen.

6.3 Children Sleep Habits Questionnaire (CSHQ-DE)

Das CSHQ-DE (Schlarb et al. 2010; Owens et al. 2000b) ist ein retrospektiver Screening-Fragebogen für Eltern von Kindern im Vor- und Grundschulalter (4–10 Jahre). Die Eltern sollen dabei Angaben über das Schlafverhalten während einer prototypischen Woche der letzten Zeit machen. Die Items decken die Hauptprobleme klinisch relevanter Schlafprobleme der Altersgruppe ab: Zubettgehschwierigkeiten, Einschlafverzögerung, Schlafdauer, schlafbezogene Ängste, nächtliches Erwachen, Parasomnien, schlafbezogene Atemstörungen und Tagesschläfrigkeit. Daraus werden der Gesamtwert »Sleep Disturbance Score« und acht Einzelwerte der Subskalen gebildet. Der CSHQ wurde von der Arbeitsgruppe ins Deutsche übersetzt und in den KiSS-Prä-/Post-Fragebogen integriert. Die Einschätzung der Einzelitems erfolgte auf einer 3-Punkte-Skala:

1 = kaum/selten + trifft nicht/nie zu
2 = manchmal
3 = gewöhnlich/meistens

Der englische CSHQ wurde an einer klinischen und nicht klinischen Stichprobe evaluiert. Dafür fanden sich folgende internale Konsistenzen: $\mu = 0.68$ (nicht klinisch) und $\mu = 0.78$ (klinisch). Die Test-Retest-Reliabilität lag zwischen 0.62 und 0.79. Als valide erwies sich der CSHQ dadurch, dass die Einzelitems, Subskalen und der Gesamtwert des CSHQ zwischen klinisch schlafgestörter und nicht klinischer Gruppe differenzierten. In diesem Zusammenhang wurde der maximal sensitive Cut-Off des Total-SHQ-Score mit einem Wert von 41 ermittelt, der 80 % der klinischen Stichprobe richtig identifizierte. Den CSHQ gibt es als deutsche Fassung unter www.dgsm.de (Schlarb et al. 2010).

6.4 Sleep Self Report, SSR-DE

Der Sleep Self Report, SSR-DE (Schwerdtle et al. 2010, nach Owens et al. 2000) in seiner deutschen Fassung SSR-DE (Schwerdtle et al. 2010) stellt ein validiertes Instrument zum Screening kindlicher Schlafstörungen dar. Es handelt sich um ein Selbstbeurteilungsverfahren für Kinder von 7–12 Jahren, welches eine Reihe korrespondierender Items mit der deutschen Fassung der Elternbefragungsversion CSHQ-DE »Children Sleep Habits Questionnaire« (Schlarb et al. 2010) aufweist und daher einen Vergleich zwischen Eltern- und Kinderurteil erlaubt. Der Cut-Off kann bei 25 gesetzt werden (Sensitivität 73 %, Spezifität 64 %), ein auffälliger Stanine-Wert von 8 ist bei einem SSR-DE-Gesamtwert von 31 erreicht.

6.5   Schlaflabor

Eine polysomnographische Untersuchung sollte, wie schon erwähnt, vor allem bei Verdacht auf schlafbezogene Atmungsstörungen oder einer anderen, eher organisch bedingten Schlafstörung durchgeführt werden. Auch in den Leitlinien zur Diagnostik und Therapie von psychischen Störungen im Säuglings-, Kindes- und Jugendalter für kindliche Schlafstörungen (Deutsche Gesellschaft für Kinder- und Jugendpsychiatrie und Psychotherapie) wird die polysomnographische Abklärung bei Verdacht auf epileptische Anfälle, bei schweren Fällen von Schlafwandeln und des Pavor Nocturnus sowie zum sicheren Ausschluss atembezogener Schlafstörungen, bspw. bei der Verdachtsdiagnose einer obstruktiven Schlafapnoe, empfohlen.

Der Verdacht auf schlafbezogene Atmungsstörungen kann anhand der Screeningfragen, die im CSHQ-DE (Schlarb et al. 2010; Owens et al. 2000b) vorhanden sind, erhärtet werden. Auch Hinweise auf Pavor Nocturnus können anhand des Fragebogens differenziert betrachtet werden.

Einleitung

Konzeption des KiSS-Manuals

Für das Alter von 5–10 Jahren sind aus mehreren Gründen grundsätzliche Überlegungen notwendig. So muss zu Beginn entschieden werden, ob die Behandlung der Problematik nur das Kind oder auch dessen Eltern mit einbeziehen sollte. Aufgrund dieser Entscheidung lassen sich die in der Therapie kindlicher Schlafstörungen angewandten verhaltenstherapeutischen Interventionsmethoden auswählen. Einerseits ist es in diesem Alter möglich, den Schwerpunkt der Behandlung auf die aktive Modifikation des Elternverhaltens in der Interaktion mit dem Kind zu legen oder das Kind hauptsächlich zur Modifikation des eigenen Verhaltens und Erlebens anzuregen. Ziel ist letztlich immer eine Verhaltensmodifikation der kindlichen Schlafgewohnheit. Da die Kinder in diesem Alter bereits schon selbstwirksam Strategien und Techniken anwenden und schon selbst Probleme lösen können, haben wir uns für eine Beteiligung beider Parteien an der Therapie entschieden. Die folgenden therapeutischen Vorgehensweisen liegen dem KiSS-Konzept zugrunde.

1 Arbeit mit den Eltern

Um die Arbeit mit den Eltern zu erleichtern, ist eine Orientierung der elterlichen Interaktionsweisen in Anlehnung an die Kommunikationstypen von Satir hilfreich (Satir 1990).

1.1 Beschwichtiger

Dieser Elterntyp zeigt dem Anderen immer wieder, dass dieser das Zentrum seines Lebens ist. Sein eigenes Verhalten orientiert sich meist vollkommen am Verhalten des Anderen. Wünsche des Anderen werden erraten, Bedürfnisse des Anderen ernst genommen, während die eigenen oftmals ignoriert oder ausgeblendet werden. So erlangt das Gegenüber meist sehr viel mehr Macht als notwendig und kann diese auch missbrauchen. Eltern mit dieser Kommunikationsstruktur überlassen oftmals dem Partner oder auch dem Kind viele Entscheidungen, auch wenn es dazu eigentlich noch zu jung ist. Sie sind für Forderungen – auch wenn diese ungerechtfertigt sind – schneller empfänglich als alle anderen Kommunikationstypen. So neigen diese Eltern eher dazu, das Kind doch im eigenen Bett schlafen zu lassen oder sich dazu zu legen oder in der Nacht ins Kinderzimmer zu wechseln. Sie neigen ebenfalls dazu, das Kind länger aufzulassen oder abends den einen oder anderen Fernsehfilm zu genehmigen, obwohl das Kind bspw. noch nicht alt genug dazu ist. Eltern, die eine solche Struktur haben, kommen meist mit der Kognition »Ich bin hilflos«. Ihnen fällt es schwer, in der Behandlung zu lernen Grenzen, die gesetzt werden, auch ein- und durchzuhalten, da sie dies mit Ablehnung gleichsetzen. Eltern mit Beschwichtigertendenz nehmen sich jedoch die Anregungen durch das Programm sehr zu Herzen, nehmen die Übungen und Hilfestellungen durch Kalimba (s. u.), den Leoparden, ernst und arbeiten erfolgreich damit. Auch können sie sehr gut loben und die Fortschritte des Kindes würdigen.

1.2 Ankläger

Der Ankläger ist der Gegenpol zum Beschwichtiger. Er greift zur eigenen Verteidigung leicht andere an. Oftmals wirkt er fordernd, eher kritisierend und feindselig. Eltern mit dieser Kommunikationsstruktur suchen die Fehler beim anderen. Das Kind, das nicht schläft, wird nicht hart genug behandelt oder angefasst, die Mutter ist zu weich und an den Schlafschwierigkeiten schuld. So oder ähnlich lauten oftmals die Aussagen der Eltern mit solch einer Struktur. Hier muss der Therapeut aufpassen, dass der Elternteil nicht Ängste des Kindes ignoriert, sondern im Sinne einer graduellen Annäherung arbeitet. Kalimba als Therapie-Leopard muss in diesem Sinne eingeführt werden. Der Therapeut sollte darauf achten, die Wirksamkeit von Kalimba entsprechend darzustellen, damit die Ankläger-Eltern diesen nicht als »Kinderei« entwerten. Sind sie erst einmal von der Richtigkeit einer Maßnahme überzeugt, so setzen sie die empfohlenen Maßnahmen meist sofort und ohne Verzögerung um. Bei Rückschritten sollte berücksichtigt werden, dass sie dann oftmals mit Vorwürfen reagieren. Der Therapeut sollte daher das Interaktionsverhalten stets mit einer professionell distanzierten Haltung reflektieren.

1.3 Rationalisierer

Eltern mit Rationalisierer-Tendenzen beziehen sich vor allem auf die Logik. Sie reagieren vor allem auf Erklärungen und logische Schlussfolgerungen. Kann daher das KiSS-Programm mit Kalimba und seine Wirkweise vom Therapeuten erklärt werden, wird der Rationalisierer die Logik im Aufbau erkennen und kooperieren. Die phantasievollen Geschichten müssen bei diesen Eltern erklärt und transparent gemacht werden. In der Interaktion wirken diese Eltern meist eher steif und unbeweglich, mit wenig Mimik, so dass bisweilen das Gesicht eher ausdruckslos wirkt. Oftmals fällt es dem Rationalisierer schwer sich auf Gefühle einzulassen. Emotionen empfindet er in der Regel eher als peinlich und bedrohlich. Nicht selten fällt es diesen Eltern schwer abends die Kuscheleinheit mit dem Kind umzusetzen und ihm emotionale Wärme zu vermitteln, da sie selbst den Körperkontakt eher vermeiden. Loben in verbaler und auch nonverbaler Art ist meist ein wichtiges Thema dieser Eltern und sollte in der Therapie vom Therapeuten entsprechend berücksichtigt werden. Hierbei benötigen Rationalisierer meist eine Art »Bedienungsanleitung«.

1.4 Verwirrer oder Ablenker

Verwirrer oder Ablenker bilden das Gegenstück zum rationalen Kommunikationstyp. Eltern mit einer Ablenker-Strategie sind viel in Bewegung und wirken eher spontan und fröhlich. Diesen Eltern fällt es bisweilen schwer, sich auf ein bestimmtes Thema zu konzentrieren und entsprechend umzusetzen. Die Ablenkung von stressenden Themen stellt eine Bewältigungsstrategie dar, die mehr oder weniger effektiv ist. Diese Eltern haben zwar oftmals gute Ideen in der Behandlung, sie bestimmen die einzelnen Sitzungen bisweilen jedoch durch Berichte von immer wieder neuen Ereignissen, so dass der Therapeut darauf achten muss, den Inhalt nicht aus den Augen zu verlieren. Bei der Umsetzung der Hausaufgaben vergessen sie des Öfteren Aufgaben, da scheinbar Dringenderes zu bewältigen war. In der Gruppe fallen diesen Eltern oft Ereignisse zu den Berichten anderer ein, die beinahe beziehungslos zum gerade zu bearbeitenden Thema wirken.

Dem Verwirrer fallen Struktur und geregelte Routine schwer. Dadurch ist er für das Kind wenig greifbar. Das wichtigste Thema für die Elternsitzungen ist bei diesen Eltern, Regeln und Grenzen so aufzustellen und einzuhalten, dass sie für das Kind verlässlich sind und noch am nächsten Tag, in der nächsten Woche und im nächsten Monat ihre Gültigkeit besitzen. Der Therapeut wird darauf achten, dass von den Eltern Relevantes wiederholt und schriftlich festgehalten wird.

2 Therapeutische Strategien für die Eltern

Da, wie bereits oben beschrieben, in diesem Alter (5–10 Jahre) die Eltern wesentlich an der Initiierung und der Durchgängigkeit des Kinderschlafes beteiligt sind, werden nun diejenigen verhaltenstherapeutischen Techniken bei kindlichen Schlafstörungen bezüglich der Eltern dargestellt (Richman et al. 1985; France et al. 1996; Stores 1996):

- Löschung
- Positive Verstärkung
- Verhaltensformung und graduelle Annäherung
- Berücksichtigung von Antezedenzien und Diskriminationslernen
- »Positive Routine« im Sinne eines Einschlafrituals

2.1 Löschung

Bei dem Verfahren der Löschung werden positive Verstärker für das Problemverhalten identifiziert und dann von den Eltern unterlassen, so dass z. B. auf die Forderung des Kindes nach dem Zubettgehen, nochmals etwas trinken zu müssen, seitens der Eltern nicht mit Zuwendung (= Belohnung) reagiert wird. Den Eltern ist meist nicht bewusst, dass durch ihre Inkonsequenz und Inkonsistenz das kindliche Problemverhalten im Sinne der intermittierenden Verstärkung verfestigt und aufrecht erhalten wird und damit langfristig unerwünschte Effekte erzielt werden. In der Therapie ist es das Ziel, den Eltern zu verdeutlichen, dass das Kind im obigen Beispiel zunächst seine Bemühungen fortsetzen wird und die Eltern von Zeit zu Zeit nachgeben werden (= kurzfristiges Wegfallen einer negativen Konsequenz = negative Verstärkung). Verweigern sie jedoch zu einem anderen Zeitpunkt den Kontakt, was einem inkonsequenten Erziehungsverhalten gleichkommt, führt dies zu einer Stabilisierung des Problemverhaltens. Öfters besteht in diesen Momenten zusätzlich Uneinigkeit bei den Eltern über das in der Situation angemessene Auftreten gegenüber dem Kind. Dies führt in der Regel dazu, dass sich beide Elternteile auch unterschiedlich gegenüber dem Kind verhalten (= Inkonsistenz). Somit wird durch das Erziehungsverhalten eine intermittierende Verstärkung des Problemverhaltens erreicht – kurzfristig positive, langfristig aber negative Konsequenzen in der Eltern-Kind-Interaktion und der Schlafproblematik. Im KiSS Training wird den Eltern daher empfohlen, durch klare Absprachen und ein klares Verhalten den intermittierend verstärkenden Charakter aufzulösen. Die Eltern sollen ihre Erwartungen an das Verhalten des Kindes klar, ruhig und deutlich darstellen. Das Kind wird von den Eltern in sein Bett gebracht und, soweit erforderlich, in festgelegten, fünfminütigen Abständen wieder aufgesucht, in denen möglichst wenig Interaktion gezeigt werden soll. Ziel dieser Vorgehensweise ist die elterliche Zuwendung vom kindlichen Problemverhalten zu trennen, Konditionierungsprozesse zu vermeiden und möglichst das Problemverhalten nicht zu verstärken. Elterliche Zuwendung sollte eher nach dem Beenden des Problemverhaltens (z. B. nächtliches Weinen) stattfinden (= positive Verstärkung des erwünschten Verhaltens, wenn das Kind nicht mehr weint). Bei KiSS besteht die Aufgabe des Therapeuten darin, die Eltern zur Konsequenz anzuleiten, vor allem aber, ihnen die Auswirkungen eines konsequenten wie auch inkonsequenten Erziehungsverhaltens zu verdeutlichen und sie auf die mögliche, gerade zu Beginn eher schwierige Phase vorzubereiten, die mit dem Prinzip der Löschung einhergeht. In der Regel stellt sich nach wenigen anstrengenden Nächten mit exzessiven Versuchen des Kindes, die Aufmerksamkeit der Eltern zu suchen, ein stabiler Erfolg ein, wenn die Eltern konsequent bleiben (Steinhausen 1999).

2.2 Positive Verstärkung

Das Prinzip der positiven Verstärkung ist in der Kindertherapie weit verbreitet und findet auch in der Behandlung von kindlichen Schlafstörungen erfolgreich Anwendung. Mit dieser Vorgehensweise ist gemeint, dass erwünschtes Verhalten durch positive Verstärkung belohnt wird. Wichtig dabei ist, dass das gewünschte Verhalten positiv formuliert wird, wie z. B.:

»Wenn Du nachts auf Toilette gehst, geh zurück in Dein Bett«, statt: »Wenn Du nachts auf Toilette gehst, solltest Du nicht in unser Schlafzimmer kommen.«

Viele verschiedene Dinge können als positive Verstärker dienen, so sind z. B. kleine Aufkleber, die täglich bei erwünschtem Verhalten in einen Kalender geklebt werden, für das betreffende Alter höchst attraktiv. Je nach Alter können diese Punkte dann später bspw. in eine vom Kind gewünschte Aktivität eingetauscht werden. Damit soll das von den Eltern erwünschte Zielverhalten positiv verstärkt werden. Wichtig dabei ist, dass z. B. gerade für wenig motivierte oder junge Kinder Unterziele ausgemacht werden. So kann durch ein vereinbartes Unterziel (z. B. vier Tage in der Woche ein Aufkleber) schrittweise dem Gesamtziel näher gekommen werden. Dies fördert letztlich nicht nur die Compliance und Motivation des Kindes, sondern verstärkt auch das Zielverhalten und schafft positive Erfahrungen (Steinberg et al. 2000). Entscheidend ist es hierbei, eine für das Kind attraktive Belohnung zu finden. Für Kinder, bei denen die Strategie nicht funktioniert, ist die ausgewählte Belohnung nicht die richtige. So können Eltern denken, dass eine Überraschung am Morgen für das Kind attraktiv ist, für das Kind ist jedoch die Anwesenheit des Elternteils weitaus attraktiver als die angebotene Belohnung. Eltern sollten in diesen Fällen vom Therapeuten angehalten werden, eher großzügig zu sein und dem Kind einen hohen Anreiz zu bieten, das gewünschte Verhalten zu zeigen. Auch sollten die Konsequenzen bei Nichterreichen des vereinbarten Kriteriums klar formuliert werden. Wichtig bei diesem Schritt ist, dass das Ausbleiben des gewünschten Verhaltens nur ein Ausbleiben der Belohnung zur Folge haben kann und nicht eine bereits vergebene Belohnung wieder weggenommen werden darf. Eine materielle Verstärkung sollte jedes Mal von sozialer Verstärkung begleitet sein (z. B. durch Lob, »Toll, wie du gestern ganz alleine ins Bett gegangen bist.«). Dieses Vorgehen wirkt besonders bei »mangelnder Schlafdisziplin« (Steinberg et al. 2000).

2.3 Verhaltensformung und graduelle Annäherung

Bei dieser Vorgehensweise nähert man sich in kleinen Schritten an das gewünschte Verhalten an. So kann bei zu später oder zu früher Zubettgehzeit diese schrittweise verlegt werden, um somit die abendlichen Besuche im Zimmer aufgrund von Langeweile und fehlender Müdigkeit oder die nächtlichen Wach- und Anwesenheitszeiten der Eltern beim Kind zu reduzieren. Bei dieser Strategie sind elterliche Konsistenz und Konsequenz von großer Bedeutung, damit das Problemverhalten des Kindes nicht intermittierend verstärkt wird.

2.4 Berücksichtigung von Antezedenzien und Diskriminationslernen

Auch im Alter zwischen 5 und 10 Jahren sind Umgebungsfaktoren, Gewohnheiten und Schlafhygiene maßgeblich an der Entstehung und Aufrechterhaltung eines gestörten Schlafverhaltens des Kindes beteiligt. Entscheidend für eine Behandlung ist, dass diese Faktoren verändert werden, um als schlaffördernde Hinweisreize für Ort und Zeit des Einschlafens zu dienen und damit dem Kind wieder Orientierung und Sicherheit sowie Verlässlichkeit vermitteln zu können.

Die Eltern sollten daher das Zubettgehritual ändern, konsistente Regeln einführen, eine Gute-Nacht-Geschichte am Abend oder ein Objekt mit einbinden (wie eine Kuscheldecke, ein Kuscheltier), welche als Hinweisreize dienen können (Steinhausen 1999). Um das Wieder-Einschlafen bei nächtlichem Aufwachen zu verändern, ist es notwendig, dass die Bezugsperson nicht den diskriminativen Reiz für das Wieder-Einschlafen darstellt, sondern diese, wie im Manual erklärt, durch ein anderes Objekt ersetzt wird. Das Kind kann gut mit dem Wissen, dass die Eltern in der Nähe sind, wieder einschlafen, diese Erfahrung muss dem Kind jedoch vermittelt werden.

2.5   Positive Routine: Einschlafritual

Das Vorgehen der positiven Routine hat ein tägliches Einschlafritual zum Ziel. Dieses Ritual sollte nicht länger als 20–30 Minuten dauern und aus vier bis sieben Aktivitäten bestehen, die einen ruhigen Charakter haben sollten, um das Kind auf das Schlafen vorzubereiten (Steinhausen 1999). Bei diesem Vorgehen sollte auf jede Aktivität ein Lob folgen. Verweigert das Kind das Zubettgehen (wie bspw. bei der Limit-Setting-Sleep-Disorder), so ist es sinnvoll, das Kind darauf hinzuweisen, dass das vorher vereinbarte Einschlafritual nun absolviert wurde und daher nun Zubettgehzeit sei. Ziel dieser Vorgehensweise ist eine Strukturierung der Eltern-Kind-Interaktion und eine Bereitstellung schlafförderlicher Hinweisreize in der Phase vor dem Zubettgehen, so dass das Kind sich auf das Schlafengehen einstellen kann. Ein altersgemäßes, beruhigendes abendliches Einschlafritual fördert insbesondere bei Kindern mit erhöhter abendlicher Aktivität die Entspannungsfähigkeit und sie können so leichter einschlafen. Ziel ist vor allem eine spielerische, beruhigende Atmosphäre sowie Regelmäßigkeit (Steinberg et al. 2000). Besonders für jüngere und ängstliche Kinder haben Einschlafrituale und Übergangsobjekte eine große Bedeutung (France et al. 1996; Klackenberg 1987). Hierdurch erlangt das Kind das Gefühl von Geborgenheit und Sicherheit und kann sich selbst beruhigen.

3   Therapeutische Techniken für die Kinder

Die Techniken, die gut mit Kindern anwendbar sind und auch für Kinder zwischen 5 und 10 Jahren sinnvoll sind, beziehen sich vor allem auf Entspannungsmöglichkeiten, Reizkontrolle und die Begegnung kindlicher Ängste (Schlarb et al. 2010; Turner 1986; Lichtenstein und Riedel 1994):

- Entspannungstechniken
- Reizkontrolle
- Systematische Desensibilisierung
- Hypnotherapie

3.1   Entspannungstechniken

Oftmals erleben die Kinder, die ängstlich sind, eine erhöhte physiologische Aktivierung zur Schlafenszeit und eventuell eine damit verknüpfte erhöhte psychische Anspannung. Die progressive Muskelentspannung nach Jacobsen kann in einer verkürzten Form bei Kindern gut eingesetzt werden und führt zu einer Beruhigung des physiologischen und psychologischen Aktivierungsniveaus. Die im KiSS-Programm verwendete »Zauberatmung« verknüpft bspw. eine Atemtechnik mit mentaler Entspannung. Weiterhin können Phantasiereisen zur Entspannung in diesem frühen Alter genutzt werden (Steinberg et al. 2000).

3.2   Reizkontrolle

Es ist auch sinnvoll, mit den Kindern am Thema »Reizkontrolle« zu arbeiten. Ziel ist, dass das Bett vom Kind als Hinweisreiz für das Schlafen etabliert wird. Gemeinsam mit den Kindern kann erarbeitet werden, weshalb andere Reize sowie Assoziationen, die mit dem Wachsein in Verbindung stehen, vom Bett entfernt werden sollen (spannende Bücher anschauen oder lesen, Musik hören, Fernsehen, Spiele spielen). Unten finden Sie einige der »KiSS Schlafregeln« zur Reizkontrolle (siehe auch Steinhausen 1999):

- Das Bett ist nur zum Schlafen da. Nicht schlafbezogene Aktivitäten (lesen, essen, fernsehen) finden außerhalb des Betts statt.

- Das Bett wird nach 10–15 Minuten verlassen, wenn sich kein Schlaf einstellt. Ein anderes Zimmer oder eine andere ruhige Aktivität sollten stattdessen initiiert werden.
- Jeden Morgen zur gleichen Zeit aufstehen, jeden Abend zur gleichen Zeit ins Bett.
- Schlafen tagsüber vermeiden.

3.3 Systematische Desensibilisierung

Besonders Kinder mit schlafbezogenen Ängsten, Angst vor Dunkelheit, Angst vor dem Alleinsein, vor Monstern oder Einbrechern profitieren von der Strategie der systematischen Desensibilisierung. Ziel ist es, dass die betreffende, in der Regel angstauslösende Situation von anderen, positiven Gefühlen überlagert wird. Das Kind versucht, die Situation gezielt durch Entspannung oder ein anderes Gefühl (z. B. Wut, Freude) zu verändern. Gerade bei Alpträumen oder bei Pavor Nocturnus ist die Methode der systematischen Desensibilisierung erfolgreich (Turner 1986; Lichtsein und Riedel 1994).

3.4 Hypnotherapie

Hypnotherapeutische Strategien lassen sich in der Regel bei Kindern mit Schlafproblemen gut einsetzen (Schlarb und Gulewitsch 2011). So zeigen vereinzelte Studien, dass gerade bei Insomnien die imaginative Denkweise der Kinder dem Einsatz von hypnotherapeutischen Strategien entspricht. Auf diese Weise können bewusste ebenso wie unbewusste Assoziationen verändert werden. So können durch Suggestionen einfache, aber auch komplexe emotionale, kognitive und physiologische Reaktionen des Kindes auf eine bestimmte Situation modifiziert werden. Insgesamt wird durch den Einsatz der Hypnotherapie die kindliche Vorstellungskraft, die in diesem Alter deutlich ausgeprägter ist als im Erwachsenenalter, angesprochen. Somit wird durch die Methodenkombination von Verhaltenstherapie und Hypnotherapie eine Synthese zweier sich ergänzender Verfahren erreicht: Durch die Verhaltenstherapie werden explizite, strukturierte Lernvorgänge angesprochen und durch die Hypnotherapie das Prinzip des impliziten und assoziativen Lernens, welche nach Kossak (2004) eher löschungsresistent ist und lang anhaltende Effekte begünstigt.

Besonders wichtig ist, dass durch die Kombination von verhaltens- und hypnotherapeutischen Techniken das Vermögen des Kindes, selbst zu handeln und somit aktiv zur Problemlösung beizutragen, erhöht wird. Somit kann dies im Sinne einer Selbstmanagement-Therapie gesehen werden (Kanfer et al. 1991). Für eine solche Kombination von verhaltens- und hypnotherapeutischer Intervention spricht auch die Metaanalyse (von 18 Studien) von Kirsch et al. (1995), welche aufzeigt, dass es durch die Kombination von kognitiver Verhaltenstherapie und Hypnotherapie im Mittel zu einem deutlichen Anstieg der Verbesserungen kommt.

4 Kalimba, der Zeopard

Im KiSS-Behandlungsprogramm wird verhaltens- und hypnotherapeutisch mit den Kindern gearbeitet. Zu diesem Zweck wird eine therapeutische Handpuppe in Form eines Leoparden zu Beginn der Behandlung eingeführt. Dieser Leopard (»Kalimba«), der aus dem Zauberland kommt und daher ein »Zeopard« ist, soll den Kindern als Lehrer unterschiedliche Techniken zur Bewältigung ihrer Schlafproblematik vermitteln. Die im Training gelernten Techniken werden anhand der Leopardenflecken assoziiert, so dass ein Erinnern erleichtert wird. Die Kinder erhalten jeweils einen kleinen Leoparden, mit dem sie die Techniken zum einen besser erinnern und zum anderen abrufen sollen. Grundsätzlich soll das gewählte Tier, der Leopard, den Kindern das Gefühl von Stärke, Kraft und Mut vermitteln. Diese mit dem Tier verbundene Emotionen und Kognitionen können die Kinder auf sich und ihr Handeln übertragen und auf diese Art kompetentes Verhalten entwickeln und besser mit z. B. den eigenen Ängsten oder dem unliebsamen Gefühl, abends allein im Bett zu liegen, umgehen.

Die Flecken des Leoparden gelten als »Zauberflecken«, die das Kind mit Ressourcen in Verbindung bringen soll. So kann es einen »Einschlaffleck« wählen, einen »Gute-Träume-Fleck« etc. Damit die Flecken aktiv sind, werden sie »aufgeladen« – das Prinzip wird ähnlich einer Batterie beschrieben, die ebenfalls nur dann funktioniert, wenn sie aufgeladen ist. So wird den Kindern auf ihrer eigenen logischen Ebene vermittelt, dass sie selbst etwas zur Aktivierung der Ressourcen beitragen müssen. Der so ausgewählte Fleck wird benannt und dann durch eine Atemtechnik mit der passenden Imagination gekoppelt (aufgeladen). Das Kind hat dann das entsprechende ressourcenorientierte Bild im Kopf und ankert dies auf den Leopardenflecken, so dass die Ressourcen am Abend oder in der Nacht vom Kind wieder abrufbar sind.

Daher erhalten die Kinder zu Beginn des Trainings in ihrer Arbeitsmappe, die wenige, jedoch wesentliche Arbeitsblätter für das Training umfasst (Mitmachbogen, Kalimba-Abbildung, Hausaufgabenübersichten etc.), den Ausdruck eines Leoparden ohne Flecken, der dann von ihnen mit den ausgewählten Flecken bemalt und bezeichnet wird. So können sich bei Bedarf sowohl das Kind als auch die Eltern nochmals erinnern, welche Flecken für welche Strategien ausgewählt wurden. Eltern können ihre Kinder somit auch gut unterstützen, da sie sich anhand dieser Aufzeichnungen besser orientieren können. Das Aufladen und Abrufen der Ressourcen anhand der Flecken geschieht auf dieselbe Art und Weise – dreimal tief durchatmen und die Ressource »Einschlaffleck« benennen. Kinder, die noch nicht schreiben können, malen den entsprechenden Inhalt zum Fleck. Folgendes Beispiel soll dies demonstrieren:

Als Adjunkt erhalten die Kinder therapeutische Einschlafgeschichten, welche die typischen Schlafprobleme dieses Alters beschreiben und mögliche Lösungsansätze in Form von Modellen anbieten. Die Geschichten von »Kalimba und seinen Freunden« sollen den Kindern auch am Abend assoziative Möglichkeiten zur Bewältigung der eigenen Problematik liefern.

Die Eltern werden in der Therapie in dieses Vorgehen eingeführt, so dass sie ihre Kinder bei der Umsetzung der kindgerechten Techniken optimal unterstützen können.

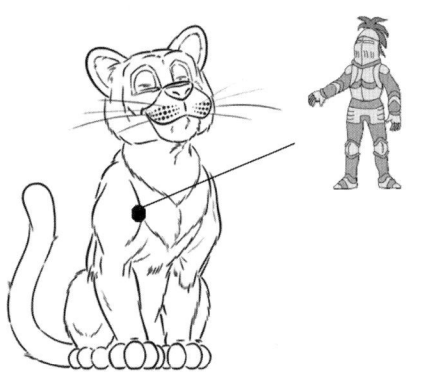

Anmerkung: Ritterbild von kidsweb.de

Exkurs: Pharmakologische Behandlung

Die Deutsche Gesellschaft für Schlafforschung und Schlafmedizin (DGSM) empfiehlt für Kinder keine pharmakologische Langzeittherapie. Neben dem Aspekt, dass die Eltern in der Regel keine Pharmakotherapie möchten, ist eine pharmakologische Behandlung bei kindlichen Schlafstörungen meist aufgrund der Nebenwirkungen kontraindiziert. Zu berücksichtigen ist, dass eine medikamentöse Therapie kindlicher Schlafstörungen geringe Langzeiteffekte bezüglich kindlicher Schlafmuster zu haben scheint (Richman et al. 1985) und die Entwicklung normaler Schlaforganisation und normalen Schlafverhaltens hinauszögert.

5 Ziele des KiSS-Behandlungsprogramms

Ein Hauptziel von KiSS ist die Verbesserung der Schlafquantität und -qualität des Kindes und damit einhergehend die Verbesserung des psychischen Wohlbefindens des Kindes sowie der beteiligten Familienmitglieder. Das Kind soll bei KiSS lernen, alleine, d. h. ohne Hilfe von anderen ein- und durchzuschlafen sowie mit den Schwierigkeiten bezüglich des Schlafens selbstwirksam umzugehen. Folgende Punkte stehen im Zentrum der Behandlung:

- den Eltern Handlungsmöglichkeiten aufzeigen,
- die Erziehungskompetenz der Eltern stärken,
- Kindern Lösungsstrategien für das problematische Schlafverhalten vermitteln sowie
- die Selbstwirksamkeit und das Selbstvertrauen des Kindes im eigenständigen Umgang mit der Schlafproblematik etablieren

6 Arbeiten mit dem Therapeutenmanual

6.1 Hinweise für den Therapeuten

Grundsätzlich kann das Training alleine oder auch zusammen mit einem Kollegen durchgeführt werden.

Das KiSS-Programm kann theoretisch als Einzel- oder Gruppentraining (geeignet sind Gruppengrößen von 4–8 Kindern) angeboten werden.

Hierbei ist zu berücksichtigen, dass Gruppensitzungen nicht nur ökonomischer sind, sondern den Kindern und Eltern auch die gute Möglichkeit bieten, sich über Probleme und Lösungen auszutauschen und so zu erkennen, dass auch andere Kinder/Familien ein sehr ähnliches Problem haben. Daher wird so schon oftmals die erste Sorge genommen, dass die Familien mit ihrer Problematik alleine dastehen. Zudem ist auch die Wirksamkeit des sozialen Vergleichs zu berücksichtigen. Setzt ein Kind oder seine Eltern die erlernten Strategien um, spornt dies in der Regel die anderen an, das ebenfalls zu erreichen.

Was Sie zur Durchführung benötigen, sind …

- ein ruhiger, ausreichend großer Raum,
- eine Schlafbox für alle im Training benötigten Materialien (Sorgenkiste, Schlafsterne, Mitmachaufkleber und -karten, Buntstifte, Seil für Nicht-Mitmachecke usw.)
- eine große Kalimba-Handpuppe (Leopard)
- kleine Kalimbas (immer einer mehr als teilnehmende Kinder)
- Kindermappen mit Kalimba-Aufklebern, Mitmachbogen, Hausaufgaben, Trancen, Malblatt mit fleckenlosem Kalimba und
- Elternmanuale und Geschichtensammlungen.

Auf der Homepage des Kohlhammer-Verlags können Sie unter dem Stichwort ContentPLUS die Kindertrancen, die zu den Elternsitzungen gehörenden PowerPoint-Folien sowie die Schlaftagebücher downloaden. Beachten Sie auch die Übersichten vor den einzelnen Sitzungen für eventuell zusätzlich benötigte Materialien.

Nun folgen noch einige Hinweise zur Darstellung im Manual:

Therapeuten

Text in diesem Stil ist NUR im Therapeutenmanual enthalten, ebenso das therapeutische Vorgehen sowie die jeweils benötigten Materialien. Hier steht, was und wie der Therapeut etwas sagen, tun, beachten und erreichen soll und was er dazu braucht sowie typische Schwierigkeiten in diesen Situationen.

Eltern

Für die Eltern gibt es ebenfalls Informationen in grauen Kästen. Text in diesem Stil entspricht immer dem Text im Elternmanual. Dies trifft auch auf Abbildungen und Textboxen zu.

... kennzeichnet eine Aktion des Therapeuten (z. B. PP-Folien zeigen, Aktion des Therapeuten).

 ... weist auf eine Übung hin, die die Eltern in der Regel zuhause bearbeiten oder dort wiederholen sollen.

 ... weist auf eine Übung hin, die die Eltern während der Sitzung in der Gruppe bearbeiten sollen.

Stichworte für Therapeuten Kurze Stichworte sind zur Orientierung an am äußeren Rand des Buches zu finden.

 ... kennzeichnet eine Imaginationsübung.

Die in diesem Manual vorgestellten Medien können benutzt werden. Alle Abbildungen finden die Eltern auch in ihren Begleitheften wieder, so dass die Medienpräsentation nicht unbedingt notwendig zur Durchführung des Trainings ist.

6.2 Allgemeine Hinweise für die Sitzungen

- Vor jeder Sitzung ggf. einen Zettel mit Raumnummer an die Eingangstür hängen
- Allgemeine Regeln für die Gruppentherapie im Trainingsraum aufhängen

Spätestens bis zur 2. Elternsitzung soll für jede Familie eine Verhaltensanalyse (s. nachfolgende Grafik) erstellt und daraus therapeutische Ansatzpunkte abgeleitet werden. Folgendes ist zu beachten:

1. Das Hauptproblem sollte kurz und prägnant formuliert werden und mit dem übereinstimmen, was die Eltern im Vorgespräch oder in der ersten Elternsitzung nennen.
2. Die Angaben zu den Punkten »Auslöser« und »Konsequenz« sollten Auskunft darüber geben, ob es sich um angst- oder machtbedingte Ein- und/oder Durchschlafprobleme handelt bzw. das Kernproblem benennen.

Verhaltensanalyse Familie

Hauptproblem (Erstgespräch, Vorstellungsrunde Sitzung 1):

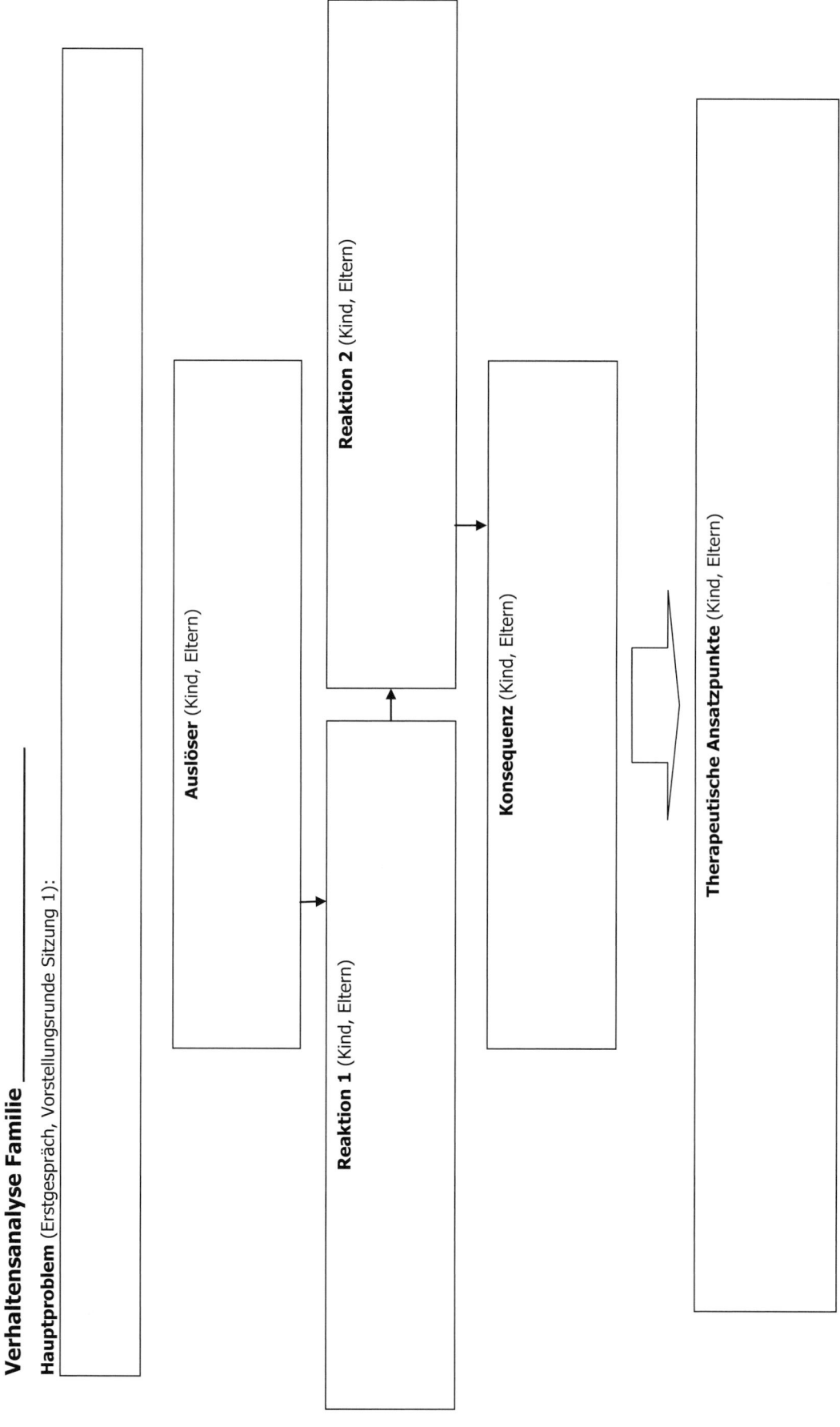

Auslöser (Kind, Eltern)

Reaktion 1 (Kind, Eltern)

Reaktion 2 (Kind, Eltern)

Konsequenz (Kind, Eltern)

Therapeutische Ansatzpunkte (Kind, Eltern)

Konzeption

Sitzung 1 (E1): Informationen rund um den Schlaf

Thema	Zeit	Material	✓
Sitzungsvorbereitung	7 Min	ggf. Beamer Manuale, Geschichtensammlung und Stifte austeilen Namensschilder bereitlegen	
Begrüßung		Manual	
Überblick über das Training, Überblick über die erste Sitzung		Manual	
Vorstellen der Gruppenregeln		PowerPoint-Folie Gruppenregeln Content+^{PLUS}	
Vorstellungsrunde	20 Min	Fragen an Tafel/Folie	
Infomationsvermittlung	20 Min	Manual	
Der kindliche Schlaf		PowerPoint-Folien Content+^{PLUS}	
Aufgaben des Schlafs		Manual	
Der Zusammenhang von Schlaf und dem Verhalten am Tag		PowerPoint-Folien Content+^{PLUS}	
Schlafstörungen und beeinflussende Faktoren			
Regeln und Rituale für einen guten Schlaf			
Tagesrückblick	5 Min	Manual	
Zubettgehritual	15 Min	Manual	
Muss-Regeln	15 Min	Manual und Arbeitsblatt	
Kann-Regeln	5 Min	Manual und Arbeitsblatt	
Schlafplatzzeremonie		Manual	
Die Geschichtensammlung	3 Min	Manual, Geschichtensammlungen Content+^{PLUS}	
Überblick über K1, Vorstellung Kalimba	10 Min	Manual, Kalimba (groß und klein)	
Umgang mit den Hausaufgaben		Manual	
Hausaufgaben Eltern/Kind besprechen		Manual, Kalimbas Sorgenkiste	
Schlafprotokoll		Manual Content+^{PLUS}	

Sitzungsvorbereitung

Austeilen der Elternmanuale, Geschichtensammlungen und Namensschilder

> **Therapeuten**
>
> Zu Beginn der Elternsitzung die Elternmanuale, die Geschichtensammlung und die Namensschilder an die Eltern ausgeben.

Begrüßung und Einführung

Sitzung 1

> **Therapeuten**
>
> Liebe Eltern,
> wir begrüßen Sie und Ihr Kind herzlich zu unserem Schlaftraining. Hier die wichtigsten Informationen im Überblick:
>
> *Ziel:*
>
> - Begrüßung
> - Vorstellung der Therapeuten
> - Erläutern der Ziele, Strategien und Rahmenbedingungen des Trainings
>
> »Guten Abend!
> Wir freuen uns, Sie zu unserem ersten Elternabend begrüßen zu dürfen. Zunächst möchten wir uns kurz vorstellen: (Name, Ausbildung).
>
> Es gibt insgesamt drei Elternabende, bei denen wir versuchen werden, Ihnen möglichst viele Materialien und Informationen mit auf den Weg zu geben, die Ihnen den Umgang mit der Schlafproblematik Ihres Kindes erleichtern sollen. Dabei werden Sie feststellen, dass manches sehr gut und manches im Moment vielleicht nicht so gut auf Ihre Situation zutrifft. Hier sind Sie gefordert, zu entscheiden, was Sie in Ihrer Familie im Umgang mit Ihrem Kind brauchen, denn das können Sie am besten beurteilen.
>
> Wir werden Sie im Rahmen des Trainings auf das vorbereiten, was Sie zuhause ausprobieren und üben sollten. Denn erst durch das Aneignen und wiederholte Anwenden der Übungen können sich neue Gewohnheiten bilden, die den Schlaf Ihres Kindes verbessern. Wir möchten sie ermuntern, Ihre Fragen und Erfahrungsberichte in die jeweils folgende Stunde mitzubringen, um diese hier in der Gruppe gemeinsam zu besprechen.«
>
> Folgende Ausführungen zu Zielen und Inhalt bzw. Aufbau des Programms besprechen und erläutern.

Elternmanual S. 9

Begrüßung und Vorstellung der Therapeuten

Das Programm soll …

- dem *Kind* helfen, mit seinen Schlafproblemen anders als bisher umzugehen und es dabei unterstützen, einen gesunden Schlaf zu finden.
- den *Eltern* Möglichkeiten aufzeigen, wie sie ihr Kind dabei unterstützen und begleiten können.
- der gesamten *Familie* helfen, mit Belastungen, die durch das Schlafproblem des Kindes entstehen, besser umzugehen.

Elternmanual S. 9

Programmziele

Wir führen das Programm auch in der Gruppe durch, weil dann Kinder wie Eltern die Möglichkeit haben, sich über mögliche Lösungen auszutauschen, sich gegenseitig zu motivieren und modellhaft von den anderen Teilnehmern zu lernen.

Das Programm beinhaltet ...

Programmelemente, Kombination VT + Imagination Das Programm verbindet Techniken der Verhaltens- und der Hypnotherapie (Imaginationstechniken), um die Vorteile beider Verfahren, die sich als hilfreich zur Verbesserung von Schlafproblemen erwiesen haben, zu nutzen.

Verhaltenstherapie Die *Verhaltenstherapie* zeichnet sich in diesem Training durch ein strukturiertes Vorgehen aus, das sich vor allem auf die Schlafumgebung, die Gewohnheiten vor dem Schlafengehen und das schlafbezogene Erziehungsverhalten bezieht. Der Schwerpunkt der Elternsitzungen wird auf der Vermittlung und Einübung solcher verhaltenstherapeutischer Strategien liegen.

Imaginatives Arbeiten Die Arbeit mit *Imaginationsbildern* oder auch mit der *modernen Hypnotherapie* wird in den Kindersitzungen stattfinden. Hier wird das ursprüngliche Vermögen des Menschen genutzt, sich ganz auf eine Sache zu konzentrieren. Wahrscheinlich hat jeder hat schon einmal den folgenden Zustand erlebt: z. B. kann es beim Zug- oder Autofahren vorkommen, dass wir einige Augenblicke sehr intensiv an etwas denken und Dinge in unserer Umgebung nicht mehr bewusst wahrnehmen – jeder hat sich vermutlich schon gefragt, ob die Ampel, über die man gerade gefahren ist, eigentlich grün war. Kinder erleben einen solchen Zustand häufig beim Spielen oder Lesen – Eltern merken das dann daran, dass sie ihr Kind ansprechen, es sie aber nicht zu hören scheint. Dies sind typische Situationen, in denen wir uns in einer ganz natürlichen Art von »Trance« befinden. Mit der Hypnose erlernen die Kinder einerseits eine Möglichkeit, sich zu entspannen und dadurch besser und schneller zu schlafen. Andererseits werden während der Imaginationsübungen therapeutische Geschichten erzählt, die typische Probleme bei kindlichen Schlafstörungen ansprechen und Lösungsmöglichkeiten aufzeigen. Die Erfahrung hat gezeigt, dass Kindern diese Art des Lernens in der Regel leicht fällt und gleichzeitig viel Freude macht.

Bitte beachten ...

Elternmanual S. 10 Damit die Eltern möglichst gut von unserem Programm profitieren können, bitten wir sie, folgende Punkte zu beachten:

Eltern

- Kommen Sie zu den Sitzungen bitte *regelmäßig und pünktlich*. Bringen Sie auch Ihr Kind rechtzeitig zu seinen Terminen. Sollten Sie oder Ihr Kind einmal nicht kommen können, bitten wir Sie um eine telefonische Abmeldung.
- Kommen Sie *möglichst zu zweit* (Eltern) zu den Elternterminen. Versuchen Sie, für Ihr Kind eine Betreuung zu organisieren – Elterntermine sind nur für Eltern gedacht.
- Regen Sie Ihr Kind zur regelmäßigen Teilnahme an dem Schlaftraining an. Das beinhaltet auch, dass die »Hausaufgaben« gemacht werden. Wir bitten dazu die Kinder wie die Eltern um Mitarbeit – auch zuhause.
- Bringen Sie bitte zu Ihren Terminen dieses Begleitheft mit.

In diesem Begleitheft finden die Eltern die Inhalte und Themen aller Kinder- (K1, K2, K3) und Elternsitzungen (E1, E2, E3). So können sie die hier behandelten Themen und Übungen zuhause in Ruhe nachlesen und vertiefen.

Bei Fragen aller Art sollen sie bitte Kontakt zu uns aufnehmen!
Wir wünschen den Eltern und ihrem Kind nun viel Spaß und Erfolg mit unserem Schlaftraining!

Ihr KiSS-Team

Literaturempfehlungen

Falls Sie sich ergänzend zu unserem Programm noch weiter informieren wollen, finden Sie hier einige Ratgeber, die wir Ihnen empfehlen können.

Elternmanual S. 11

Brett, D. (2007). Anna zähmt die Monster. Therapeutische Geschichten für Kinder. Salzhausen: Isko-press.

Ferber, R. (1996). Schlaf, Kindlein, schlaf. Schlafprobleme bei Kindern. 2. Auflage. Kehl: Editions Trobisch.

Kahn, A. (2001). Die Schlafschule. Mein Kind lernt schlafen. München: dtv.

Rabenschlag, U. (2001). So finden Kinder ihren Schlaf. Informationen und Hilfen für Eltern. Freiburg: Herder.

Literatur

Überblick über Training und Sitzungen

Therapeuten

»Zu Beginn geben wir Ihnen nun einen kurzen Überblick über das, was Sie in den nächsten Wochen erwartet.

Heute Abend möchten wir Ihnen zunächst Gelegenheit geben, sich gegenseitig vorzustellen und die Gruppenregeln festlegen. Danach werden wir in das Thema der heutigen Sitzung einsteigen, indem wir uns mit nützlichen Informationen rund um den Schlaf bei Kindern beschäftigen. Das soll Ihnen helfen, die Auswirkungen und Eigenheiten der Schlafproblematik Ihres Kindes besser zu verstehen. Anschließend werden wir bereits einige Tipps und Tricks kennenlernen, die helfen können, den Schlaf Ihres Kindes zu verbessern. Es wird dabei um Schlafregeln, Rituale und Tagesstruktur gehen. Im Rahmen der Hausaufgaben sollen Sie diese Strategien ausprobieren und einüben.«

Folie 1.1–1.3: Trainingsüberblick

Folie 1.4: Sitzungsüberblick E1

Gruppenregeln

Therapeuten

»Wir wollen nun – bevor wir uns die Inhalte der heutigen Sitzung genauer anschauen – auf die Regeln hinweisen, die in dieser Gruppe gelten sollen.

Schweigepflicht
Da wir nach jedem Elternabend wieder in unser eigenes Umfeld zurückgehen, ist es wichtig, dass wir vereinbaren, alle persönlichen Informationen und Erlebnisse, die wir hier ausgetauscht haben, nicht an andere weiterzugeben. Nur wenn sich alle an diese Bedingung halten, ist unsere Arbeitsatmosphäre geschützt. Wir als Trainer unterliegen dieser Schweigepflicht natürlich ebenso.

Weiterhin brauchen wir für eine gute Arbeitsatmosphäre und einen geschützten Rahmen folgende Regeln:

Pünktlichkeit
Wir beginnen zur vereinbarten Zeit. Wer erst später kommen kann, teilt dies bitte einem anderen Elternteil oder den Trainern mit. Wer gar nicht teilnehmen kann, sagt bitte spätestens am Vorabend telefonisch oder per E-Mail Bescheid.

Elternmanual S. 11

Folie 1.5: Gruppenregeln

Sitzung 1

Sich gegenseitig zuhören
Das Mitteilen von Erfahrungen ist wertvoll und erwünscht.
Wir lassen uns gegenseitig ausreden und hören einander zu.

Recht auf eigene Meinung
Es gibt bei Empfindungen und Erfahrungen kein »richtig« oder »falsch«.
Deshalb werden Gefühle und Erfahrungen nicht bewertet.

Fragen haben Vorrang
Sie als Eltern sollen vom Elternabend profitieren. Deshalb haben Ihre Fragen grundsätzlich Vorrang.

Kann jeder diesen Regeln zustimmen? Oder sollten weitere Regeln hinzugefügt werden?«

Gruppenregeln:

 Schweigepflicht

 Pünktlichkeit

 Sich gegenseitig zuhören

 Recht auf eigene Meinung

 Fragen haben Vorrang

Vorstellungsrunde

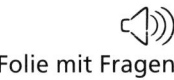
Folie mit Fragen

Therapeuten

»Wir wollen nun eine kurze Vorstellungsrunde anhand der Fragen an/auf der Tafel/Folie machen. Im Verlauf des Trainings werden Sie in verschiedenen Übungen die Möglichkeit haben, noch ausführlicher über sich und Ihre Situation zu berichten. Daher möchten wir Sie bitten, sich in dieser Runde nur kurz vorzustellen.

• Woher kommen Sie?

Berichten Sie dann kurz über Ihr Kind:
• Wie alt ist Ihr Kind?
• Welche Schlafprobleme hat Ihr Kind?
• Was macht Ihr Kind besonders gerne?
• Wer gehört noch zu Ihrer Familie (Geschwister des Kindes, Partner, Hund, …)?«

»Wer möchte beginnen?«

»Danke für die Vorstellung Ihrer Familien und insbesondere Ihrer Kinder. Ich glaube, wir können uns nun ein erstes Bild voneinander machen.«

Beachte:
Manche Eltern erzählen sehr weitschweifig. Eltern, die zu ausführlich über sich und ihr Kind berichten, müssen eventuell eingegrenzt werden, mit der Anmerkung, dass später noch mehr Zeit ist, sich näher kennenzulernen.

Sitzung 1 – Inhaltlicher Einstieg

1.1 Der kindliche Schlaf

> **Therapeuten**
>
> *Ziel:*
> Die Informationen zum normalen kindlichen Schlaf sollen die Eltern bei der Beurteilung von gesundem und gestörtem Schlafverhalten unterstützen. Dies ist wichtig für die Entwicklung realistischer Ziele (z. B.: »Mein Kind soll nach nächtlichem Aufwachen alleine wieder in den Schlaf finden« statt »Mein Kind soll nachts gar nicht mehr aufwachen.«)
>
> Schlafzyklus
> - Aufbau des Schlafs
> - Entwicklungsaspekte
> - Regelmäßiges, kurzes nächtliches Erwachen ist normal
>
> Schlafdauer
> - Entwicklung der Schlafdauer
> - Durchschnittliche Schlafdauer bei 5- bis 10-jährigen Kindern
> - Individuelle Variation gesunder Schlafdauer
>
> *Vorgehen:*
> **Folien 1.6** und **1.7** auflegen und anhand der untenstehenden Texte erläutern

Elternmanual S. 11

Sitzung 1

Der menschliche Schlaf läuft in Zyklen ab, die sich nachts mehrmals wiederholen. In jedem Zyklus werden verschiedene Schlafstadien durchschritten, die sich hinsichtlich ihrer Aufgabe und ihrer Schlaftiefe unterscheiden. Im REM-Schlaf (von engl. rapid eye movements, den raschen Augenbewegungen, die hier zu beobachten sind, REM-Stadium) zeigt das Gehirn eine hohe Aktivität, fast wie im Wachzustand. Er wird häufig auch als Traumschlaf oder aktiver Schlaf bezeichnet. Den Non-REM-Schlaf (Stadien I–III) nennt man auch den ruhigen Schlaf. Hier ruht sich das Gehirn aus (trotzdem träumen wir auch in diesen Phasen).

Non-REM-Schlaf und REM-Schlaf

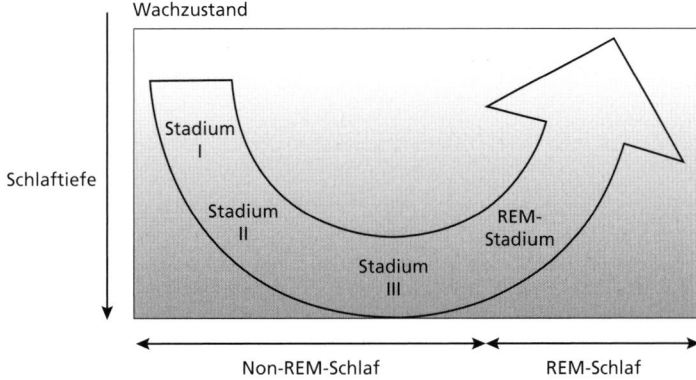

Folie 1.6:
Schlafzyklus

Abb. 1:
Schematische Darstellung eines Schlafzyklus

Die Länge eines Schlafzyklus beträgt beim Neugeborenen etwa 45 Minuten, bei Erwachsenen etwa 90 Minuten. Danach beginnt der nächste Zyklus – es folgt Zyklus auf Zyklus.

> **Therapeuten**
>
> »Dies zeigt, dass sowohl Erwachsene als auch Kinder nachts in regelmäßigen Abständen kurz aufwachen. Meistens so kurz, dass sie es gar nicht bemerken. Der Unterschied zwi-

> schen Kindern mit Schlafproblemen und Kindern ohne Schlafprobleme besteht darin, dass erstere nach dem kurzen Aufwachen nicht wieder alleine in den Schlaf zurückfinden, richtig wach werden und sich bei ihren Eltern melden.«

Nicht nur die Zykluslänge ist bei Kindern und Erwachsenen verschieden, auch die Gesamtschlafdauer verändert sich über die ganze Kindheit hinweg. ▸ **Abbildung 2** zeigt die durchschnittliche Schlafdauer vom Neugeborenen bis zum Erwachsenenalter.

Therapeuten

»Die durchschnittliche Schlafdauer im Alter Ihrer Kinder (5–10 Jahre) beträgt demnach etwa 10–11 Stunden. Wie man sieht, ist ein Mittagsschlaf in diesem Alter nicht mehr üblich. Bei diesen Angaben ist zu beachten, dass es sich um Durchschnittswerte handelt. Es gibt Kinder, die mit weniger Schlaf auskommen und Kinder, die mehr Schlaf brauchen. Daher ist es wichtig, dass Sie Ihr Kind beobachten, und prüfen, ob es bei der aktuellen Schlafmenge tagsüber fit ist oder ob Müdigkeit, Konzentrationsprobleme, Überaktivität usw. auf Unausgeschlafenheit hinweisen.«

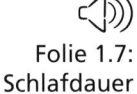
Folie 1.7:
Schlafdauer

Abb. 2:
Entwicklung der Gesamtschlafzeit von 1 Monat bis zum Alter von 16 Jahren (in Anlehnung an Iglowstein et al. 2003)

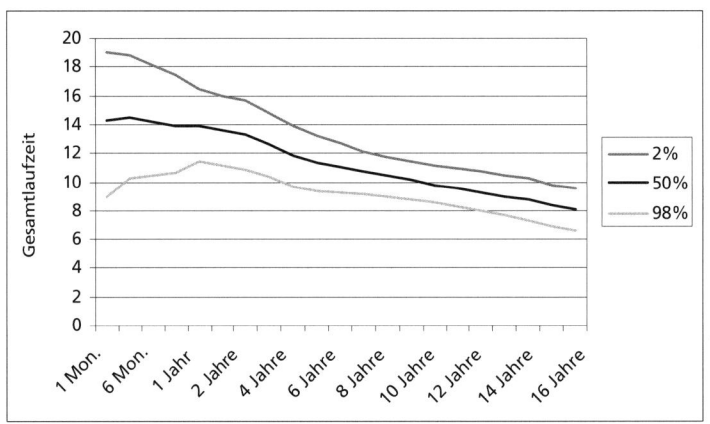

1.2 Aufgaben des Schlafs

Therapeuten

Elternmanual S. 13

Ziel:
Verdeutlichung der Vorteile von gesundem, ausreichendem Schlaf sowie der Nachteile von gestörtem, unzureichendem Schlaf für körperliche und geistige Leistungsfähigkeit sowie die kindliche Entwicklung.

Vorgehen:
Aufgaben des Schlafs anhand des untenstehenden Textes erläutern

Schlafen ist lebensnotwendig – für jeden von uns. Bisher sind jedoch vermutlich nicht alle Aufgaben bekannt, die der Schlaf übernimmt. Im Folgenden sind die wichtigsten der bereits bekannten Aufgaben unseres Schlafs zu finden (modifiziert nach Rabenschlag 2001):

Erholung und Regeneration

• *Erholung und Regeneration.* Schlafen ist eine Kraftquelle für Körper und Geist. Guter Schlaf ist daher die Voraussetzung dafür, dass Kinder tagsüber die körperlichen Aufgaben, wie z. B. Sportunterricht, Herumtoben mit anderen Kindern, ebenso wie die geistigen Aufgaben, wie z. B. Konzentration in der Schule oder bei den Hausaufgaben, meistern können. Diese Erholung findet vor allem in den Stadien I–III statt (Non-REM-Schlaf).

- *Informationsverarbeitung.* Alles, was ein Kind tagsüber lernt, z. B. in der Schule oder auch in der Freizeit (Musikunterricht, Sport etc.), wird im Schlaf gefestigt. Damit das Kind erfolgreich lernen kann, muss es also gut und ausreichend schlafen. Für diese Informationsverarbeitung ist v. a. der Tiefschlaf und REM-Schlaf zuständig.

  Informationsverarbeitung

- *Schutzfunktion.* Der Schlafzyklus in ▸ **Abbildung 1** zeigt, dass wir nachts regelmäßig in einen leichten Schlaf kommen, aus dem wir schnell aufwachen können. Falls irgendeine Gefahr droht, können wir diese dann besser wahrnehmen (z. B. den Geruch von Feuer) und uns schützen.

  Schutz

- *Entwicklung.* Bestimmte Stoffe sind nur im Schlaf aktiv, so z. B. das Wachstumshormon. Der Schlaf sorgt somit auch dafür, dass Kinder wachsen und sich entwickeln können.

  Entwicklung

Die vielfältigen Aufgaben des Schlafs erklären, weshalb sich Schlafstörungen auf so viele Lebensbereiche und auf so unterschiedliche Weise auswirken können. Schlechter oder zu wenig Schlaf kann demnach dazu führen, dass das Kind tagsüber erschöpft und müde ist, Konzentrationsprobleme, Lernschwierigkeiten oder auch soziale und emotionale Probleme (wie z. B. Ängstlichkeit) zeigt.

Sitzung 1

1.3 Der Zusammenhang von Schlaf und dem Verhalten am Tag

1.3.1 Der Schlafdruck-Teufelskreis

> **Therapeuten**
>
> *Ziel:*
> Verdeutlichung, dass Kinder mit Schlafproblemen nicht immer an Müdigkeit leiden, sondern häufig auch durch Überaktivität auffallen.
>
> *Vorgehen:*
> **Folie 1.8** auflegen und anhand des untenstehenden Textes erläutern.
>   Den Kreislauf beim Punkt »Schlafprobleme/Schlafdefizit« beginnend in Pfeilrichtung erläutern. Bei der »Unkontrollierten Erhöhung des Erregungsniveaus« soll deutlich werden, dass dies auch in ungünstigen Situationen auftritt, z. B. dann, wenn Konzentration (Schule) oder auch Einschlafen gefordert ist.
>
> *Frage an die Eltern:*
> Wie ist das bei Ihrem Kind? Können Sie es mit seinem Verhalten hier wiederfinden?

Elternmanual S. 13

Folie 1.8:
Schlafdruck-Teufelskreis

Ein Schlafdefizit kann vielfältige Auswirkungen auf das Verhalten und Empfinden des Kindes tagsüber haben. Zu wenig Schlaf hat immer einen erhöhten Schlafdruck bzw. erhöhte Müdigkeit zur Folge. Dadurch werden Tätigkeiten, die hohe Aufmerksamkeit, Konzentration oder Kreativität erfordern, erschwert oder ganz verhindert.

Da sich Müdigkeit bei Beschäftigungen mit einem geringen Erregungsniveau (z. B. Zuhören in der Schule) besonders bemerkbar macht, versucht das Kind, dies auszugleichen: Es sucht Anregung, was sich nun auf vielfältige Weise zeigen kann. Häufig sind zum Beispiel ein auffallender Bewegungsdrang – auch in Situationen, in denen dies nicht angemessen ist – oder disziplinloses Verhalten (die sogenannte »aktive Stimulation«). Viele Kinder versuchen, ihre Müdigkeit mit Fernsehen oder Video-/Computerspielen zu bekämpfen (die sogenannte »passive Stimulation«). Beide Formen der Anregung wirken sich wiederum negativ auf den Schlaf aus, weil sie das Kind so stark anregen, dass es am Abend Probleme hat, sich wieder zu entspannen und zu beruhigen. ▸ **Abbildung 3** veranschaulicht diesen Zusammenhang.

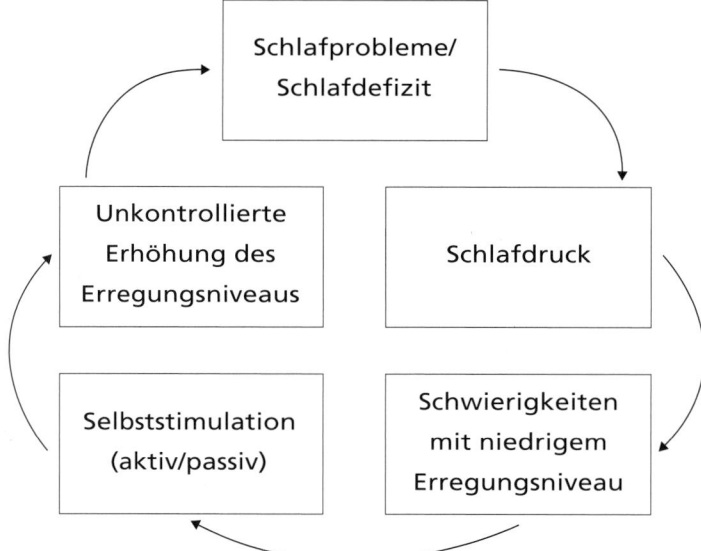

Abb. 3:
Der Schlafdruck-Teufelskreis in Anlehnung an Rabenschlag (2001)

Die Selbstanregung ist ein Grund dafür, dass einige Kinder mit Schlafproblemen tagsüber nicht durch Müdigkeit auffallen. Bei diesen Kindern wird die schwere Weckbarkeit am Morgen als wichtiger Hinweis auf Schlafprobleme angesehen.

1.4 Schlafstörungen und beeinflussende Faktoren

1.4.1 Häufigkeit

Elternmanual S. 15

Häufigkeit von Schlafstörungen

Die Eltern und ihr Kind sind weniger alleine als die Eltern vielleicht denken: Kindliche Schlafstörungen sind häufiger, als allgemein angenommen wird. Verschiedene Untersuchungen zeigen, dass zwischen 15 und 25 % der Kinder im Vor- und Grundschulalter betroffen sind.

> **Therapeuten**
>
> *Hintergrundinformation:*
> Die Häufigkeitsangaben basieren u. a. auf der Kölner Studie (Kraenz et al. 2000) mit ca. 6 500 Familien!

1.4.2 Arten von Schlafstörungen

Man unterscheidet im Groben fünf Kategorien von Schlafstörungen:

1. Insomnien: Einschlafprobleme, Durchschlafprobleme, frühes Erwachen am Morgen, schlechte Schlafqualität
2. Schlafbezogene Atemstörung: Störung des Schlafs durch erschwertes Atmen und/oder Atemaussetzer (Schlafapnoe)
3. Hypersomnie: erhöhtes Schlafbedürfnis

4. Störungen des Schlafrhythmus: Schlafen und Wachsein zu unüblichen und/oder unerwünschten Zeiten
5. Parasomnien: Alpträume, Schlafwandeln etc.

Im KiSS-Training werden insbesondere Schlafprobleme behandelt, die bei einer Insomnie auftreten.

1.4.3 Beeinflussende Faktoren

> **Therapeuten**
>
> *Ziel:*
> Überblick über mögliche Einflussfaktoren
>
> *Vorgehen:*
> **Folie 1.9** auflegen und Einflussfaktoren mit dem Punkt »Umweltfaktoren« beginnend erläutern (gegen den Uhrzeigersinn fortfahren). Die Eltern sollen parallel prüfen, welche Faktoren in ihrer Familie eine Rolle spielen und diese ankreuzen.
> Hervorheben, in welcher Trainingssitzung welche Einflussfaktoren bearbeitet werden:
>
> - Umweltfaktoren, Psyche/Aktivierung, Schlafgewohnheiten → Sitzung 1
> - Eltern/Familie → Sitzung 2
> - [Körperliche Faktoren → Arzt]

Elternmanual S. 15

Folie 1.9:
Einflussfaktoren

Woher kommen kindliche Schlafprobleme? Das »Schlafrad« (► **Abbildung 4**) zeigt, welche Faktoren den Schlaf eines Kindes ungünstig beeinflussen können.

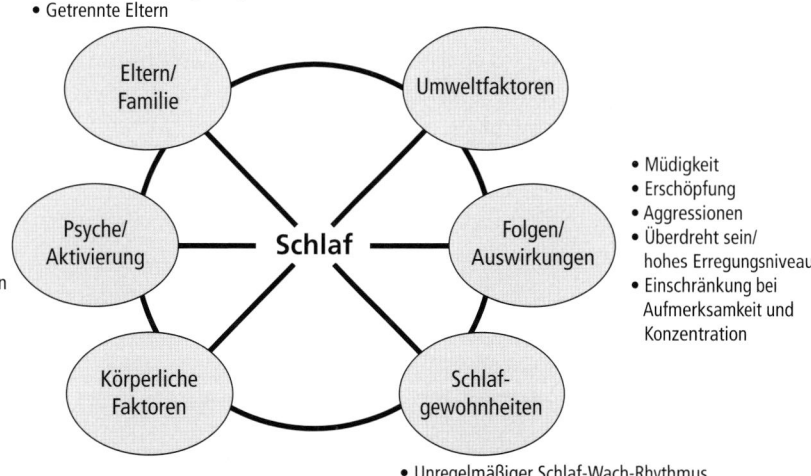

Abb. 4:
Auswahl an Einflussfaktoren auf den kindlichen Schlaf

1.4.4 Übung für die Eltern

Therapeuten

Ziel:
Erarbeitung individueller Einflussfaktoren

Vorgehen:
Auswahl der zutreffenden Einflussfaktoren anhand des obenstehenden Modells

»Nehmen Sie sich jetzt ein paar Minuten Zeit und besprechen Sie mit Ihrem Partner, welche Einflussfaktoren in Ihrer Familie eine Rolle spielen könnten. Kreuzen Sie an, was Ihrer Meinung nach zutrifft und ergänzen Sie nicht aufgeführte Punkte, wenn sie Ihnen bedeutsam erscheinen. Machen Sie die Übung am besten mit Ihrem Partner und tauschen Sie sich aus. Im Anschluss bitten wir jede Familie, ihre Ergebnisse in der Runde vorzustellen. Sie können dies noch einmal im Anschluss an die Sitzung zuhause überprüfen bzw. reflektieren.«

1.5 Regeln und Rituale für einen guten Schlaf

Therapeuten

Ziel:
Einführung von Verhaltensweisen, die notwendig für einen guten Schlaf sind bzw. diesen begünstigen

Vorgehen:
Erläuterung von Verhaltensweisen und Strategien für einen gesunden Schlaf

Hintergrund:
Diese Strategien sind für Kinder, die unter einer psychophysiologischen Insomnie leiden, meist von besonderer Bedeutung.

1.5.1 Tagesrückblick

Elternmanual S. 17

Therapeuten

Ziel:
Etablieren eines Tagesrückblicks, um Grübeln im Bett zu reduzieren

Vorgehen:
Untenstehenden Text besprechen. Dabei Folgendes betonen:

- Rückblick außerhalb des Bettes durchführen
- Mit einem schönen Ereignis enden
- Selbst Vorbild sein (Achtung: kindgerechtes Berichten von eigenen negativen und positiven Erfahrungen – das Kind soll nicht zusätzlich belastet werden)

Variante:
Fragen, ob Eltern bereits einen solchen Rückblick machen und, wenn ja, das Vorgehen beschreiben lassen. Fehlende Aspekte können dann vom Trainer ergänzt werden.

»Sprechen Sie mit Ihrem Kind – am besten nach dem Abendessen – kurz die angenehmen und belastenden Ereignisse des Tages durch und loben Sie Dinge, die Ihr Kind gut gemacht hat. Achten Sie darauf, dass dieser Rückblick außerhalb des Betts geschieht (damit aufregende Ereignisse eben nicht mit ins Bett genommen werden) und dass Sie den Rückblick mit einem schönen Ereignis abschließen.«

Dies soll dazu dienen, vor dem Schlafengehen nochmals kurz sowohl schöne als auch belastende Tagesereignisse durchzugehen und sie bis zum Morgen an diesem Platz zu lassen und nicht mit ins Bett zu nehmen. Das für Schlafstörungen typische Grübeln im Bett soll dadurch verhindert werden.

Die Eltern sollen auch ihre eigenen Erfahrungen des Tages mit dem Kind einfließen lassen. So können sie ein Vorbild sein und es ihrem Kind erleichtern, von seinem Tag zu sprechen.

Die Eltern orientieren sich bei dem Tagesrückblick an folgenden Fragen:

- Was war heute schwierig?
- Was hat Spaß gemacht?
- Was hat das Kind gut gemacht?
- Wo hat es heute ein Lob verdient?

Die Eltern sollen mit ihrem Kind überlegen, welche Lösungen es für eventuelle Probleme gibt. Ist es zu diesem Zeitpunkt nicht möglich, eine Lösung zu finden (z. B. weil keine Zeit mehr ist), vereinbaren sie mit ihrem Kind, wann sie sich um dieses Problem kümmern werden (z. B. am nächsten Tag). Bei Sorgen, die immer mal wieder auftreten, weil sie einfach zum Leben dazu gehören (z. B. vor einer Klassenarbeit, oder wenn man sich mit jemandem gestritten hat), kann die Sorgenkiste helfen, die das Kind in der zweiten Kindersitzung kennenlernen wird.

Im Folgenden finden die Eltern ein Beispiel für einen Tagesrückblick, das ihnen als Orientierung für die Gestaltung des Tagesrückblicks dienen soll.

Therapeuten

Eltern dazu anregen, das Beispiel zuhause zu lesen.

Elternmanual S. 17

Wie jeden Tag nach dem Abendessen sitzen Oliver (9) und ich in unserer Ecke im Wohnzimmer, um einen kleinen Tagesrückblick zu machen. Ich frage ihn, was er denn glaubt, was heute besonders gut gewesen sei. Er sagt: »Das Fußballspiel heute Nachmittag war richtig gut, da habe ich sogar ein Tor geschossen!«. Ich lobe ihn, dass er da ja wirklich sehr gut gespielt haben muss. Auf meine Frage, was ihm heute nicht so gut gefallen hat, und ob es etwas gibt, was er mir noch erzählen will, was z. B. schwierig war, berichtet er: »Der Jan und der Robin sind immer noch so gemein zu mir und nennen mich immer Hosenscheißer.« Ich frage Oliver, wie er denn darauf reagiert habe. »Ich habe mir das nicht gefallen lassen und zurück geschrien. Aber geärgert hat es mich schon.« Daraufhin lobe ich ihn, dass er sich gewehrt hat und bestätige, dass er sich nicht so nennen lassen muss, aber dass es die anderen noch viel mehr ärgert, wenn man nicht zurück schreit, sondern sich einfach gar nicht darüber ärgert, denn man selber weiß ja am besten, dass es nicht stimmt und die Jungs einen nur ärgern wollen. Mir fällt auch gleich ein Beispiel von gestern Nachmittag ein, das ich Oliver erzähle. Er könne nämlich gar kein Hosenscheißer sein, denn er sei gestern ja ganz alleine zum Opa geradelt und als er den Weg nicht gefunden hat, hat er sogar nach dem Weg gefragt. Dazu brauche man schon auch etwas Mut.

Beispiel Tagesrückblick

1.5.2 Zubettgehritual

Elternmanual S. 18

> **Therapeuten**
>
> *Ziel:*
> Etablieren eines Zubettgehrituals, um
>
> - den Körper schrittweise zur Ruhe kommen zu lassen und so besser auf den Schlaf vorzubereiten
> - Widerstände beim Zubettgehen zu reduzieren
>
> *Vorgehen:*
> Untenstehenden Text besprechen
>
> *Beachte:*
> Zur Erhöhung der Motivation soll das Zubettgehritual explizit mit dem Kind besprochen und zeitnah eingeführt werden. Betonen, dass die Kinder in der zweiten Kindersitzung darüber berichten sollen.

Zubettgehritual, Mitbestimmung

Die Eltern sollen mit ihrem Kind darüber sprechen, wie es gern jeden Abend zu Bett gebracht werden und die letzten 30 Minuten verbringen möchte.

Sie vereinbaren ein regelmäßiges Zubettgehritual. Dabei ist es unbedingt notwendig, Reihenfolge, Dauer und Anzahl der Bestandteile des Rituals genau mit dem Kind zu besprechen und gemeinsam festzulegen! Dieser Ablauf wird dann jeden Abend genau so wie vereinbart wiederholt – erst dann kann ein Zubettgeh*ritual* daraus werden, das dem Kind hilft, besser zu schlafen.

Bei der Einführung des Zubettgehrituals kann es hilfreich sein, das Ritual auf einen Zettel zu schreiben oder durch Bilder zu dokumentieren und diese(n) an einem Ort aufzuhängen, an dem man Zettel und/oder Bilder gut sehen kann.

Nach dem Zähneputzen können bspw. folgende Elemente Teile eines regelmäßigen Rituals sein:

- Gute-Nacht-Geschichte (Die Eltern sollten die maximale Anzahl der Geschichten festlegen und nicht davon abweichen!)
- Beten
- Kuscheln, Liebkosen
- Gute-Nacht-Lied/Musik (auch hier ist es wichtig, eine verbindliche Zeit zu vereinbaren)

Es ist darauf zu achten, das Zubettgehritual so zu gestalten, dass es das Kind entspannt und beruhigt.

> **Therapeuten**
>
> »Warum ist das Zubettgehritual so wichtig und warum soll es immer gleich ablaufen? Jeden Abend bereitet unser Gehirn unseren Körper auf das Schlafen vor. Je früher das Gehirn mitbekommt, dass jetzt Schlafenszeit ist, desto mehr Zeit hat es, den Körper darauf vorzubereiten. Hat man das Zubettgehritual oft in der gleichen Weise durchgeführt, weiß unser Gehirn schon zu Beginn, dass es den Körper jetzt auf Schlaf einstellen muss. Der Körper wird dann während des Zubettgehrituals automatisch immer entspannter und müder, sodass das Einschlafen im Bett schließlich viel leichter und schneller geht.
>
> Auch bei Kindern, die das Zubettgehen gerne hinauszögern oder es sogar ganz verweigern, ist das Zubettgehritual hilfreich: Wenn klar ist, dass das Zubettgehen immer auf die gleiche Weise abläuft, hat Ihr Kind weniger Spielraum, um zu diskutieren. Sie als Eltern haben eine klare, mit dem Kind zuvor vereinbarte Regel, auf die Sie sich berufen können.

Beides erhöht die Wahrscheinlichkeit, dass das Zubettgehen ohne Widerstände Ihres Kindes bzw. Nachgeben Ihrerseits abläuft. Bitte beachten Sie, dass Kinder selten eigene Ideen haben, was sie verändern können. Sie als Eltern müssen hier helfen.«

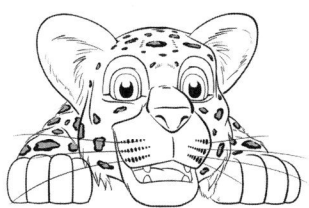

1.5.3 »Muss«-Regeln des gesunden Schlafs

Therapeuten

Elternmanual S. 18

Sitzung 1

Ziel:
- Vermittlung der für einen gesunden Schlaf notwendigen Verhaltensweisen
- Erfassung des Ist-Zustands: Welche Regeln beachten die Familien bereits, welche noch nicht?
- Ableitung von Zielen: Welche neuen Regeln wollen die Familien einführen?

Vorgehen:
Bögen mit »Muss«- und »Kann«-Regeln austeilen, unten stehende Regeln besprechen und Fragen beantworten.

»Schlagen Sie in Ihrem Begleitheft bitte die »Muss«-Regeln des gesunden Schlafs auf. Während wir diese jetzt gemeinsam besprechen, bitten wir Sie anzukreuzen, welche Regeln Sie bereits einhalten und welche nicht. Bitte fragen Sie nach, sobald etwas unklar ist.«

Beachte:
Regeln wie z. B. regelmäßige Aufsteh- und Zubettgehzeiten oder Leseverbot im Bett lösen bei den Eltern manchmal Unverständnis und Widerstand aus. Folgende Äußerungen haben sich in diesem Fall als hilfreich erwiesen:

- »Diese Regeln gelten nicht grundsätzlich, sondern dann wenn ein Kind Schlafprobleme hat. Werden die Regeln bei einem Kind ohne Schlafprobleme nicht eingehalten, erhöht sich aber die Wahrscheinlichkeit für die Entstehung eines Schlafproblems.«
- »Wir informieren Sie darüber, was aus wissenschaftlicher Sicht und aufgrund unserer Erfahrung für einen gesunden Schlaf wichtig ist. Ob Sie diese Regeln auch umsetzen, bleibt natürlich Ihre Entscheidung.«
- »Es hat sich bewährt, das Training als Testphase zu sehen und neue Dinge auszuprobieren, auch wenn man diesen zunächst skeptisch gegenübersteht. Viele Familien machen die Erfahrung, dass das Einhalten der Regeln weniger schwer ist als gedacht, sich aber sehr positiv auf das Schlafen auswirkt. Sollten Sie keine guten Erfahrungen mit diesen Regeln machen, können Sie diese nach der Testphase wieder verwerfen.«
- Regelmäßige Aufsteh- und Zubettgehzeiten: »Es ist nicht schlimm, wenn Sie die täglich variierenden Aufsteh- und Zubettgehzeiten nicht sofort auf maximal eine Stunde Unterschied reduzieren können. Anfangs gilt, je geringer der Unterschied, desto besser (wenn Sie also von drei Stunden Unterschied auf eineinhalb verringern, ist dies bereits ein wertvoller Schritt)«.
- Nicht im Bett lesen: »Wenn Ihr Kind gerne liest und dadurch müde wird, sollte es weiterhin vor dem Einschlafen lesen. Es kann dies von nun an auf dem Sofa tun oder in einer Kuschelecke oder einem Lesesessel in seinem Zimmer.«

Auf den folgenden Seiten finden die Eltern Regeln für eine gute Schlafgewohnheit. Sie betreffen ungünstige Verhaltensweisen und Gewohnheiten, die sich im Umgang mit ihrem Kind einschleichen und den Schlaf stören können.

Die Eltern sollten prüfen, welche dieser Regeln sie bereits anwenden und welche noch nicht. Daraus können sie dann ableiten, was sie verändern möchten.

»Muss«-Regeln nennen wir diese Regeln, weil sie auf Dauer sehr wichtig für gesundes Schlafverhalten sind – vor allem für Kinder, die Schwierigkeiten mit dem Ein- oder Durchschlafen haben. Sie sollten also versuchen, diese Regeln alle nach und nach umzusetzen. Wenn das bei einigen schon zutrifft – umso besser! Mit jeder befolgten Regel kommen die Eltern gesundem Schlaf einen Schritt näher.

Eltern

Versuchen Sie, die folgenden Regeln nach und nach umzusetzen und zu beachten.

Kreuzen Sie in der Tabelle an, welche Regeln Sie schon befolgen und um welche Sie sich noch kümmern wollen.

Schlafregeln-Checkliste

Elternmanual S. 19

Checkliste: »Muss«-Regeln	☺ Halten wir ein	! Wollen wir noch einhalten
Regelmäßige Aufsteh- und Zubettgehzeiten (maximaler Unterschied: 1 h) Regelmäßigkeit (nicht nur in Bezug auf die Schlafenszeiten, sondern auch Essenszeiten) stellt eine notwendige Voraussetzung dafür dar, dass sich die verschiedenen biologischen Rhythmen des Körpers Ihres Kindes aufeinander abstimmen können. Die Einhaltung einer regelmäßigen Aufstehzeit ist dabei am wichtigsten, denn die Aufstehzeit ist für unsere biologischen Rhythmen der »Ankerpunkt«.	☐	☐
Wenn Nickerchen, dann maximal 10 Minuten und vor 15.00 Uhr Zu viel und zu spätes Schlafen tagsüber kann dazu führen, dass Ihr Kind am Abend nicht müde ist und erst spät einschlafen kann. Schläft Ihr Kind jedoch noch nachmittags, so sollte dieser kurze Schlaf von ca. 10 Min vor 15:00 Uhr stattfinden.	☐	☐
Bei Müdigkeit umgehend ins Bett Eindösen z. B. auf dem Sofa vor dem Fernseher kann das Einschlafen im Bett erschweren.	☐	☐
Ernährung: 1–2 Stunden vor dem Zubettgehen nur leicht verdauliche Nahrung, vor allem abends keine koffeinhaltigen Getränke (z. B. Cola, Spezi, Energydrinks) Bei der Verdauung muss der Körper arbeiten und das macht wach. Koffein regt den Körper an und erschwert oder verhindert so das Einschlafen.	☐	☐
2 h vor dem Zubettgehen kein Fernsehen/Computerspielen Die vielen Geräusche und Bilder müssen vom Körper verarbeitet werden, machen Ihr Kind wach und hindern es am Einschlafen.	☐	☐
Körperliche und geistige Aktivität tagsüber fördern, 1–2 h vor dem Schlafengehen ruhigen Beschäftigungen nachgehen Wenn Ihr Kind tagsüber geistig und körperlich gefordert wird, fördert dies die Müdigkeit am Abend. 1–2 Stunden vor dem Schlafengehen sollte Ihr Kind jedoch zur Ruhe kommen, damit sich der Körper auf den Schlaf vorbereiten kann.	☐	☐
Zapfenstreich: 21.00 Uhr Je nach Alter und persönlichem Bedarf brauchen Kinder unterschiedlich viel Schlaf. Wir empfehlen bei Kindern im Alter zwischen 5–10 Jahren, spätestens um 21.00 Uhr das Licht auszumachen.	☐	☐

Checkliste: »Muss«-Regeln	☺ Halten wir ein	! Wollen wir noch einhalten
Das Bett ist NUR zum SCHLAFEN da Dadurch lernt der Körper, dass im Bett geschlafen wird und kann sich darauf vorbereiten. Außerdem werden Dinge, die den Schlaf stören, wie z. B. Hausaufgaben, Lesen oder Toben, nicht mit dem Bett verbunden.	☐	☐
Regelmäßiges Zubettgehritual Ein Zubettgehritual besteht aus bestimmten Handlungen, die vor dem Zubettgehen immer in der gleichen Reihenfolge durchgeführt werden (z. B. Umziehen für die Nacht, Zähneputzen, eine Geschichte auf dem Sofa). Dies bereitet sowohl Ihr Kind als auch seinen Körper auf das Schlafen vor. Das Zubettgehritual sollte aber nicht länger als 30 Minuten dauern.	☐	☐
Schicken Sie Ihr Kind NIEMALS zur Strafe ins Bett Dadurch wird das Bett und das Im-Bett-Sein etwas Schlechtes und Unangenehmes für Ihr Kind.	☐	☐

1.5.4 »Kann«-Regeln des gesunden Schlafs

Therapeuten

Ziel:
- Vermittlung der für einen gesunden Schlaf *förderlichen* Verhaltensweisen
- Erfassung des Ist-Zustandes: Welche Regeln beachten die Familien bereits, welche noch nicht?
- Ableitung von Zielen: Welche neuen Regeln wollen die Familien einführen?

Vorgehen:
Untenstehende Regeln erläutern und Fragen beantworten

Beachte:
Die Unterteilung ist weitestgehend beliebig. Es sind nur insgesamt zu viele Regeln, als dass alle gleich wichtig dargestellt werden. Die Eltern können sowohl aus den Muss- als auch aus den Kann-Regeln Veränderungen ableiten. Es bedeutet nicht zwingend, dass Kann-Regeln nicht wichtig sind, sie sind auch (!) wichtig.

Elternmanual S. 20

Auf den folgenden Seiten stehen die »Kann«-Regeln des gesunden Schlafes. Sie sind sehr hilfreich für gesundes Schlafverhalten und wir empfehlen, möglichst viele davon umzusetzen. Die Eltern sollen sich die Regeln aussuchen, die ihnen für ihre Familie sinnvoll erscheinen.

Eltern

Versuchen Sie, die folgenden Regeln nach und nach umzusetzen und zu beachten.

Kreuzen Sie in der Tabelle an, welche Regeln Sie schon befolgen und um welche Sie sich noch kümmern müssen.

Schlafregeln-Checkliste

Elternmanual S. 21

Checkliste: »Kann«-Regeln	☺ Halten wir ein	! Wollen wir noch einhalten
Elternbett: exklusiver Zufluchtsort Das Elternbett sollte nur ein Zufluchtsort in Ausnahmesituationen sein. Das Kinderzimmer soll für das Kind die Aufgabe des eigenen Schutzraums haben und behalten. Das Kind sollte auf sein eigenes Bett stolz sein. Die Eltern sollen überlegen, was sie dazu noch beitragen können (siehe auch Gestaltung des Schlafplatzes).	☐	☐
Schlafförderliche Schlafumgebung Abends im Zimmer des Kindes sollte kein helles Licht gemacht werden und möglichst alle Lärmquellen sollen beseitigt werden. Es sollte nicht in der Wohnung geraucht werden, denn dies stört den Schlaf des Kindes.	☐	☐
Nächtliches Aufwachen: kein Licht, kein Essen So verhindern die Eltern, dass ihr Kind durch das Licht noch wacher wird und dass es ihre Zuwendung mit Helligkeit und die Dunkelheit mit Alleinsein verbindet. Regelmäßiges Essen in der Nacht führt innerhalb kurzer Zeit dazu, dass der Körper nachts von selber wach wird, weil er erwartet, »gefüttert« zu werden.	☐	☐
Bringen Sie Ihr Kind möglichst abwechselnd ins Bett Dies vermeidet zum einen, dass das Schlafengehen an eine bestimmte Person gekoppelt ist und fördert somit die Selbstständigkeit des Kindes bezüglich des Einschlafens. Zum anderen erfährt das Kind dadurch von beiden Elternteilen die nötige Zuwendung und muss sie nicht später durch wiederholtes Aufstehen und Quengeln »nachbessern«.	☐	☐
Keine Uhr am Bett Der Blick auf die Uhr kann das Kind, falls es alt genug ist, unter Druck setzen (»Jetzt ist es schon 24.00 Uhr und ich schlafe immer noch nicht.«) und dadurch den Schlaf stören. Am besten drehen die Eltern den Wecker/die Uhr ihres Kindes so, dass ihr Kind ihn/sie gar nicht sehen kann oder sie stellen ihn/sie ganz weg.	☐	☐
Kind wach ins Bett bringen Die Eltern sollen ihr Kind wach ins Bett bringen und das Zimmer verlassen, bevor es eingeschlafen ist. Sonst verbindet es das Einschlafen beständig mit ihrer Anwesenheit.	☐	☐
Kind selbst das Licht löschen lassen Die Eltern sollen ihr Kind selbst das Licht ausschalten lassen. Das stärkt das Kontrollempfinden und die Selbstständigkeit.	☐	☐

1.5.5 Übung

Therapeuten

Ziel:
Eltern sollen sich mindestens eine konkrete Regel vornehmen, die sie bis zur nächsten Sitzung einführen bzw. deren Einführung sie mit ihrem Partner besprechen (falls der Partner nicht dabei ist) möchten.

Vorgehen:
Eltern legen gemeinsam neue Regeln fest

Beide Elternteile sollen die »Muss«- und »Kann«-Regeln noch einmal gemeinsam durchgehen und überlegen, welche Regel(n) sie bis zur nächsten Elternsitzung einführen möchten. Die Regel(n), die sie auswählen, sollte(n) eine Herausforderung sein (also nicht etwas, dass sie sowieso schon machen), aber machbar erscheinen.

In die folgende Tabelle ist/sind die Regel(n) einzutragen, deren Umsetzung die Eltern sich bis zur nächsten Elternsitzung vornehmen:

Nr.	Regel	

Eltern

Regeln, die Sie (neu) einführen, sollten Sie unbedingt mit Ihrem Kind besprechen und ihm erklären, was Sie von ihm erwarten! (Siehe auch E2) Halten Sie die Regeln auch nach dem Training mindestens so lange durch, bis das Schlafproblem verschwunden oder deutlich gebessert ist.

1.5.6 Die Schlafplatzzeremonie

Therapeuten

Ziel:
Anregung zur Umgestaltung des Schlafplatzes. Dadurch soll ein Neubeginn signalisiert sowie negative Assoziationen (schlecht schlafen, Angst haben) mit dem bisherigen Schlafplatz gelockert werden.

Vorgehen:
Untenstehenden Text besprechen. Dabei betonen, dass hier der Phantasie des Kindes keine Grenzen gesetzt werden sollten. Erklären, dass dies auch Anteile beinhalten kann, die Übergangscharakter haben (z. B. viele Kuscheltiere im Bett) und jetzt helfen, mit der Problematik umzugehen, während sie sicher in einiger Zeit wieder modifiziert werden können. Das bringt auch das Älterwerden des Kindes mit sich.

Elternmanual S. 22

Die Eltern sollen ihr Kind ermuntern, sich seinen Schlafplatz so einzurichten, dass es sich dort wohl fühlt. Das ist wichtig, weil es gelernt hat, dass der Schlafplatz, wie er jetzt ist, mit gestörtem Schlaf verbunden ist. Deswegen ist eine Veränderung des Schlafplatzes ein Signal für das Kind, dass jetzt eine neue Zeit beginnt, in der es lernt, gut zu schlafen. Die Eltern sollten dieser Veränderung daher einen feierlichen bzw. zeremoniellen Charakter verleihen. So kann sich diese Veränderung bei ihrem Kind intensiv verankern.

Schlafplatz einrichten

Diese Zeremonie kann Folgendes beinhalten:

Eltern

- Stellen Sie gegebenenfalls das Bett Ihres Kindes um. Suchen Sie eine heimelig anmutende Schlafnische im Kinderzimmer.
- Gehen Sie mit Ihrem Kind seine persönliche Bettwäsche kaufen und lassen Sie es diese selbst aussuchen.

Sitzung 1

- Trennen Sie den Schlaf- und Spielbereich Ihres Kindes auch räumlich voneinander ab.
- Gestalten Sie den Schlafplatz gemeinsam, z. B. mit Tüchern, Duftlampen, Lampen mit gedämpftem Licht.
- Streichen Sie die Wände oder bemalen sie diese z. B. mit Wölkchen.
- Hängen Sie Poster von Tieren auf, die Ihrem Kind gefallen.
- Hängen Sie ein Moskitonetz rund ums Bett, um dem Kind Sicherheit zu vermitteln.
- …

1.6 Die Geschichtensammlung

Therapeuten

Ziel:
Indirektes Thematisieren von typischen Schlafproblemen und möglichen Lösungen durch die therapeutischen Geschichten

Vorgehen:
Untenstehenden Text besprechen und Fragen beantworten

Elternmanual S. 23

Geschichten-
sammlung aus-
teilen

Die Eltern haben eine Sammlung mit therapeutischen Geschichten bekommen. Die Verwendung ist folgendermaßen gedacht:

Eltern

- Bitte lesen Sie Ihrem Kind jeden Tag im Rahmen des Einschlafrituals eine Geschichte aus der Sammlung vor.
- Beginnen Sie damit am Tag der ersten Elternsitzung.
- Fangen Sie bitte mit der ersten Geschichte an und lesen Sie jeden Abend die nächste Geschichte vor, so dass zunächst jede Geschichte einmal vorgelesen wurde, und zwar in der Reihenfolge, wie sie in der Sammlung stehen.
- Merken Sie sich, welche Geschichten Ihr Kind besonders gern gehört hat.
- Wenn Sie mit der Sammlung durch sind, lesen Sie *die* Geschichten daraus vor, die Ihrem Kind besonders gefallen haben (weiterhin jeden Tag eine).

1.6.1 Erzähltipps

Folgende Hinweise beim Erzählen oder Vorlesen sind zu beachten:

Eltern

Elternmanual S. 24

Erzähltipps

- Achten Sie vor allem darauf, dass Sie selbst ruhig und entspannt sind.
- Sorgen Sie dafür, dass alle Aufgaben oder Beschäftigungen, denen Sie noch nachgehen wollen, warten können. Damit erreichen Sie, dass Sie selbst ganz bei der Sache sind und nicht ständig »an nachher« denken müssen.
- Schaffen Sie eine ruhige Atmosphäre. Sorgen Sie dafür, dass Sie nicht gestört werden (z. B. Telefon ausstecken; symbolisch ein Schild an die Tür: »Nicht stören!«).
- Erzählen Sie langsam und mit ruhiger, eher leiser Stimme.
- Bitte lesen Sie Ihrem Kind jeden Tag im Rahmen des Einschlafrituals eine Geschichte aus der Sammlung vor.

- Beginnen Sie damit am Tag der ersten Elternsitzung.
- Fangen Sie bitte mit der ersten Geschichte an und lesen Sie jeden Abend eine weitere Geschichte, so dass zunächst jede Geschichte der Reihenfolge nach einmal vorgelesen wurde, wie sie in der Sammlung stehen.
- Merken Sie sich, welche Geschichten Ihr Kind besonders gern gehört hat.
- Wenn Sie mit der Sammlung durch sind, lesen Sie *die* Geschichten daraus vor, die Ihrem Kind besonders gefallen haben (weiterhin jeden Tag eine).

1.7 Überblick über Kindersitzung K1 (Sitzung 2) für die Eltern. Thema: Kalimba, der Zeopard, Zauberflecken, Zauberatem

Therapeuten

Ziel:
- Aufklärung der Eltern über das Vorgehen in den Kindersitzungen zur Reduktion von Unsicherheiten, Erhöhung der Kontrolle und zur Vertrauensbildung
- Raum für Fragen zum Vorgehen mit den Kindern schaffen

Vorgehen:
Untenstehenden Text zusammenfassen und darauf hinweisen, dass die Inhalte jeder Kindersitzung im Begleitheft kurz beschrieben sind. Eltern bitten, evtl. vorhandene Fragen zu stellen.

Beachte:
Vor allem bei den älteren Kindern sollen die Eltern ihr Kind zunächst fragen, was in der Stunde vorkam und wie die erlernten Strategien funktionieren (z. B. das Aufladen der Zauberflecken). Die Angaben im Begleitheft der Eltern sollen nur dann verwendet werden, wenn das Kind etwas nicht genau verstanden hat oder sich nicht erinnert.

Kindersitzung

Sitzung 1

1.7.1 Begrüßung und Vorstellen

In einer spielerischen Runde stellen sich alle teilnehmenden Kinder und die Leiter des Trainings vor.

Elternmanual S. 24

1.7.2 Regeln für die Kindersitzungen

Per Fingerabdruck erklären die Kinder ihr Einverständnis, sich in den Sitzungen an unsere Regeln zu halten, damit wir im Training gut zusammenarbeiten können.

1.7.3 Vorstellung des Programms, Einführung und Erklärung von »Imaginationsübung«

Wir erläutern die Ziele des Trainings und die Notwendigkeit von Mitarbeit und Übung. Kindgerecht wird erklärt, was Trance ist und wofür man sie nutzen kann.

1.7.4 Besprechung des Belohnungssystems

Die in den Hausaufgaben der ersten Sitzung (E1) angesprochene Belohnung haben die Eltern mit ihrem Kind bereits vereinbart. Wir besprechen heute, was die Voraussetzungen dafür sind:

Zuhause soll die Trance der jeweiligen Stunde mindestens fünfmal geübt werden. Die Kinder erhalten hierfür nach jeder Stunde die Trance-Übung.

Für jeden Tag, an dem das Kind geübt hat, darf es sich einen Mitmachaufkleber in den Mitmachbogen einkleben. Für jede Woche gibt es einen neuen Mitmachbogen.

Der beklebte Mitmachbogen soll jeweils zur nächsten Kindersitzung mitgebracht werden. (Liegen einmal zwei Wochen zwischen den Kindersitzungen, soll für jede Woche ein Mitmachbogen beklebt und mitgebracht werden.)

Zusätzlich kann sich das Kind Mitmachaufkleber durch Mitarbeit in der Stunde verdienen (Erledigen der Hausaufgaben, Einhalten der Regeln, Mitarbeit bei den Übungen).

Jedes Mal, wenn das Kind sechs Mitmachaufkleber gesammelt hat, belohnen wir dies mit einer großen Kalimba-Mitmachkarte in der darauf folgenden Kindersitzung. Hat das Kind am Ende des Trainings insgesamt ein vereinbartes Minimum (z. B. eine Mitmachkarte) erhalten, kann es diese gegen die kleine abgesprochene Belohnung eintauschen. Hat es sich am Ende des Trainings ein Maximum (z. B. zwei oder mehr Mitmachkarten) erarbeitet, erhält es die große vereinbarte Belohnung.

1.7.5 Vorstellung von Kalimba, dem Therapietier

Der Leopard Kalimba, der alles über das Schlafen weiß und den Kindern beistehen wird, stellt sich vor.

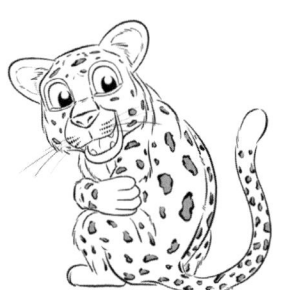

> Das ist Kalimba, der Therapieleopard aus dem Zauberland, der die Kinder durch das Training begleitet. Jedes Kind bekommt einen kleinen Kalimba, der die Kinder in der Therapie unterstützen soll und um uns ein spielerisches und kindgerechtes Arbeiten mit den Kindern zu ermöglichen. Die Eltern sollen darauf achten, dass ihr Kind seinen Kalimba zu jeder Therapiestunde mitbringt.

Therapeuten

Großen und **kleinen Kalimba** zeigen.

1.7.6 Geschichte und Zaubertrick

Mit einer kleinen Geschichte und der Demonstration eines Zaubertricks wird den Kindern gezeigt, wie Kalimba aus dem Zauberland zu den Kindern kam, um ihnen zu zeigen, wie man gut schläft.

1.7.7 Von magischen Zauberflecken und Schlafsternen

Jedes Kind erhält einen kleinen Kalimba und einen Schlafstern. Kalimba erzählt den Kindern dazu zwei Geschichten: die Geschichte von den Zauberflecken, in der seine Flecken genau das können, was das Kind gerade braucht, wenn man sie vorher auflädt und die Geschichte vom Schlafstern, mit dem das fast genauso geht.

1.7.8 Zauberflecken aufladen

Zauberflecken lädt man folgendermaßen auf: Das Kind sucht sich zunächst aus, wofür es einen »Zeopardenfleck« aufladen will und sucht sich dazu einen eigenen Fleck auf seinem Kalimba, der diese Funktion übernehmen soll. Die Kinder sollen sich das, was der Fleck können soll, sehr genau bildlich vorstellen und beim Aufladen ganz stark an dieses Bild denken. Die Eltern lassen sich das Aufladen der Zauberflecken von ihrem Kind zeigen (»Wie geht das denn?«). Die folgende Anleitung dient ihnen lediglich zur Kontrolle.

Anleitung Aufladeprozess:
Das Kind drückt auf diesen Fleck, hat dabei die Augen zu, atmet dreimal tief durch und sagt sich dreimal vor, wozu der Fleck gut sein soll.

Danach soll es sich vorstellen, wie voll der Fleck nun aufgeladen ist (genau wie eine Batterie) oder wie viel noch fehlt, bis er ganz voll ist. Dies kann z. B. durch das Ausbreiten der Arme als sehr voll, ganz voll oder nur ein wenig voll anzeigt werden. Wenn der Fleck noch nicht ganz voll ist, kann das Kind ihn nochmals aufladen, bis der Fleck nach Meinung des Kindes ausreichend voll aufgeladen ist.

1.7.9 Zauberatem

Der »Zauberatem« stellt eine Art Tiefenatmung dar, die angenehm, entspannend und ausgleichend für das Kind sein wird. Auch hier sollen sich die Eltern den Zauberatem von ihrem Kind zeigen lassen (»Wie geht das denn?«). Die folgende Anleitung dient ihnen lediglich zur Kontrolle.

Anleitung Zauberatem:
Das Kind liegt auf dem Rücken, Kalimba sitzt auf dem Bauchnabel. Man versucht nun den Zauberatem, das ist der, »der bis in den Bauchnabel geht«. Das Kind atmet in den Bauch.

Dabei wird sich Kalimba beim Einatmen mit der Bauchdecke nach oben und beim Ausatmen nach unten bewegen. Je langsamer dies geschieht, v. a. beim Ausatmen, desto besser.

1.7.10 Imaginationsübung: Kalimba und der Schutzpanzerfleck

Diese hypnotherapeutische bzw. imaginierte Übung spricht v. a. das magische und phantasievolle Denken von Kindern an. Mit dieser Förderung der natürlichen Vorstellungskraft des Kindes soll ein relativ müheloser und ressourcenorientierter Weg der Zielerreichung eingeschlagen werden, und die Kinder lernen, wie sie ihn einfach und jederzeit selbst einschlagen können.

1.8 Umgang mit den Hausaufgaben

Therapeuten

Text besprechen und Fragen beantworten

Elternmanual S. 27

Wie schon erwähnt, gehört es zum Konzept des Programms, dass das Kind und die Eltern in der Zeit zwischen den einzelnen Sitzungen zuhause aktiv werden. Wir haben den Eltern hier zusammengestellt, worauf sie dabei besonders achten sollten.

1.8.1 Die Aufgaben für das Kind

Diese Aufgaben sind in der Regel so abgefasst, dass sie von dem Kind alleine bzw. selbstständig erledigt werden können und sollen. Die Eltern sollten dabei Folgendes beachten:

> **Eltern**
>
> - *Erinnern Sie Ihr Kind an die Hausaufgaben und sorgen Sie dafür, dass es sie regelmäßig bearbeitet/erledigt.* Hier im Heft finden Sie auch immer die Kinder-Hausaufgaben. Verschaffen Sie sich für jede Woche einen Überblick.
> - *Richten Sie mit Ihrem Kind gemeinsam eine feste Zeit an einem festen Ort für die Schlaftraining-Hausaufgaben ein. Sorgen Sie unbedingt für Ruhe und genügend Zeit.* Gerade für die Imaginationsübungen ist dies von besonderer Bedeutung.
> - *Lassen Sie Ihr Kind die Aufgaben selbstständig und für sich erledigen. Halten Sie sich in der Nähe auf, damit Ihr Kind Sie fragen kann, wenn es etwas nicht versteht* – aber helfen Sie ihm nur dann, wenn es wirklich nicht weiter kommt. Ihre Hilfe sollte sich in solchen Fällen auf Erklärungen der Aufgabe beschränken (z. B. wenn ein Kind noch nicht gut genug lesen kann). Machen Sie aber keine Vorschläge oder erledigen Sie die Aufgabe gar selbst. Es kommt darauf an, was Ihr Kind erlebt und was es mitteilt, nicht darauf, dass etwas besonders schön oder gut gemacht ist.

1.8.2 Die Aufgaben für die Eltern

Hier gibt es Aufgaben, die die Eltern mit ihrem Kind gemeinsam durchführen, z. B. bestimmte gemeinsame Übungen oder Beschäftigungen. Andere Aufgaben sind nur für die Eltern gedacht; dabei handelt es sich oft um Arbeit mit diesem Heft.

Für jede Woche finden die Eltern die Hausaufgaben im Elternmanual. Hier steht außerdem, was für die jeweils nächste Sitzung wichtig ist (z. B. mitzubringende Materialien usw.).

Hausaufgaben (Sitzung 1/E1)

> **Therapeuten**
>
> Kurz besprechen und Fragen beantworten. Kalimbas Sorgenkiste als Beispiel zeigen (Kalimba sollte zu Trainingsende gemeinsam mit den anderen Schlafwerkzeugen in den Schlafwerkzeugkasten passen).

... für Sie, die Eltern

Zum Abhaken

Elternmanual S. 28   ☐   1. Vereinbaren Sie mit Ihrem Kind eine kleine Belohnung für gute und eine große Belohnung für sehr gute Mitarbeit beim Schlaftraining. Das kann ein Ausflug sein, ein Spielzeug oder ein Fest – wählen Sie etwas, das Ihnen angemessen erscheint und Ihrem Kind Spaß macht. Machen Sie klar, dass »Mitmachen« den Besuch der Sitzungen, die Mitarbeit und das Üben zuhause umfasst. Die Belohnung erfolgt am Ende des Trainings. Wie das Einlösen funktioniert, erklären wir Ihrem Kind in der ersten Kindersitzung (K1). (Genaueres zum »Belohnungssystem« finden Sie in der Beschreibung zu K1) *[Zeit: bis Sitzung 2 (K1)]*

                     ☐   2. Führen Sie den Tagesrückblick ein.

☐ 3. Überlegen Sie sich gemeinsam mit Ihrem Kind ein Zubettgehritual und setzen Sie es möglichst täglich um.

☐ 4. Führen Sie die »Muss«- bzw. »Kann«-Regeln ein, die Sie sich vorgenommen haben.

☐ 5. Lesen Sie Ihrem Kind jeden Tag eine Geschichte aus der Geschichtensammlung vor.

☐ 6. Lesen Sie die Verhaltensanalysen A und B (Sitzung E2) durch. Überlegen Sie gemeinsam mit Ihrem Partner, ob auf Sie eher Typ A, Typ B oder ein Mischtyp zutrifft. Dies dient als Vorbereitung für das Thema der nächsten Elternsitzung.

☐ 7. Besorgen Sie gemeinsam mit Ihrem Kind seine persönliche Sorgenkiste. Sie können sie zusammen kaufen gehen oder gemeinsam basteln. Wichtig ist nur, dass Ihr Kind weiß, das es die Richtige ist. Größe, Material und Aussehen (oder gar materieller Wert) spielen überhaupt keine Rolle. Gestalten Sie den Kauf oder das Basteln als besonderes Ereignis, um zu verdeutlichen, dass die Sorgenkiste etwas Wertvolles ist. Die Sorgenkiste wird Ihrem Kind dabei helfen, mit seinen Sorgen besser umgehen zu können. Wie die Sorgenkiste funktioniert, lernt Ihr Kind bei uns in den Sitzungen (und vielleicht ist es ja auch ein Geheimnis, das Eltern nicht wissen dürfen!). *[Zeit: bis Sitzung 4 (K2)]*

☐ 8. Richten Sie gemeinsam mit Ihrem Kind dessen Schlafplatz neu ein. Gehen Sie die Anregungen zur »Schlafplatzzeremonie« durch – Ihrer Kreativität sind freilich keine Grenzen gesetzt! *[Zeit: bis Sitzung 4 (K2)]*

☐ 9. Bitte arbeiten Sie hier im Manual die Seiten zur ersten Sitzung sorgfältig durch und machen Sie die empfohlenen Übungen.

☐ 10. Bitte führen Sie das Schlafprotokoll vollständig und korrekt!

Wichtig für das nächste Mal (K1)

- Beim ersten Kinder-Termin ist es wichtig für das Kind, dass die Eltern mit ihm 5–10 Minuten vor Sitzungsbeginn vor Ort sind. Wir möchten genug Zeit haben, alle Kinder in Ruhe zu begrüßen.   Elternmanual S. 29

- Die Eltern sollen ihrem Kind eine *Decke* mitgeben.

1.9 Das Schlafprotokoll

> **Therapeuten**
>
> *Ziel:*   Elternmanual S. 29
> Erklärung der Ziele und der Bedeutung des Schlafprotokolls
>
> *Vorgehen:*
> Eltern fragen, ob es noch Unklarheiten bzgl. des Ausfüllens des Schlaftagebuchs gibt und darauf hinweisen, das die Anleitung in ihrem Begleitheft zu finden ist.

1.9.1 Wozu dient das Schlafprotokoll?

- »Versachlichung« von emotionalen Belastungen. Das Protokollieren schafft einen gewissen Abstand zu den Ereignissen der Nacht. Von vielen Teilnehmern wird eine nüchterne Betrachtung wie die im Schlafprotokoll als hilfreich erlebt.   Sinn des Schlafprotokolls

- Erkennen von bisher unbeachteten Verhaltensweisen oder Auslösern, die einen gesunden Schlaf stören: Manchmal sind es scheinbare Kleinigkeiten, die eine große Wirkung haben. Sie können durch das Protokollieren aufgedeckt werden.

- Dokumentation von Fortschritten: Die Eltern können Tag für Tag schwarz auf weiß vom Protokoll ablesen, was sich schon verändert hat. Wir verwenden die Protokolle außerdem für eine Bewertung des gesamten Programms.

Sitzung 1

1.9.2 Was ist beim Ausfüllen zu beachten?

Beachten Das Wichtigste ist, dass die Eltern das Protokoll regelmäßig und vollständig führen. Das heißt auch, dass sie jeden Morgen die Ereignisse der vergangenen Nacht eintragen sollten (»Morgenteil« auf Blatt 1) und die Angaben zum Tages- und Abendverlauf noch am selben Abend (»Abendteil« auf Blatt 2). Wenn sie das Tagebuch nachträglich ausfüllen, ist es sehr wahrscheinlich, dass die Angaben weniger genau und dadurch weniger hilfreich sind.

Die Eltern sollen das Protokoll wahrheitsgemäß ausfüllen und nicht uns zuliebe Dinge eintragen, die nicht zutreffen. Ein korrekt geführtes Protokoll hilft dem Kind, den Eltern und uns am meisten.

Eltern

Nehmen Sie das Führen des Protokolls bitte sehr ernst! Es ist sowohl für den Ablauf des Programms als auch für die Auswertung von entscheidender Bedeutung.

1.9.3 Die Felder im Einzelnen

Das Protokoll wird die Eltern einige Zeit begleiten. Um ihnen das Ausfüllen zu erleichtern, sind im Folgenden alle Felder ausführlich erläutert.

Besondere Ereignisse:

In diesem Feld soll alles Außergewöhnliche erwähnt werden, das den Eltern für ihr Kind oder für sie selbst bedeutsam erscheint. Zum Beispiel wenn ihr Kind oder sie krank waren, aufregender Besuch kam, ein Familienfest stattfand usw.

Morgenteil (morgens auszufüllen):

Aufwachzeit am Morgen. Hier ist die Uhrzeit einzutragen, zu der das Kind aufgewacht ist. Es ist die Uhrzeit einzukreisen, wenn es geweckt wurde (durch Wecker oder Personen).

*Wie oft nachts aufgewacht und Aufmerksamkeit benötigt?** Die Eltern geben an, wie oft ihr Kind erwacht ist *und* es in irgendeiner Form Aufmerksamkeit von ihnen benötigte, um wieder einzuschlafen (z. B. Anwesenheit im Zimmer usw.). Hier kann es zu Überschneidungen mit anderen Punkten kommen, etwa wenn ihr Kind etwas zu trinken bekam oder wenn es aufgestanden ist und von den Eltern zurück ins Bett geführt wurde – oder sich mit ihrem Einverständnis zu ihnen ins Bett gelegt hat. Solche Ereignisse sind in diesem Feld bitte unbedingt trotzdem mitzuzählen.

Nächtliches Essen/Trinken. Hier sind Uhrzeit und Nahrungsmittel anzugeben, zu denen das Kind nachts etwas zu sich genommen hat.

Zeit und Dauer nächtlichen Wachseins einschließlich elterlichen Verhaltens. Wenn die Eltern bemerkt haben, dass ihr Kind nachts wach war, tragen sie hier ein, wann und wie lange. Außerdem geben die Eltern an, wie sie sich dabei verhalten bzw. wie sie reagiert haben.

*Kind nachts im Elternbett?** Die Eltern tragen hier »ja« ein, wenn ihr Kind in der vergangenen Nacht bei ihnen im Bett war. Dabei spielt es keine Rolle, ob es von Anfang an dort geschlafen hat oder im Laufe der Nacht kam und auch nicht, ob es bis zum Morgen dort blieb oder später wieder ins eigene Bett gegangen ist.

*Aufgestanden wegen Kind?** Hier geben die Eltern an, wenn sie nachts wegen ihres Kindes aufgestanden sind (und wie oft dies der Fall war).

56

Abendteil (abends auszufüllen):

Schlaf am Tag. Uhrzeit und Dauer, wann das Kind tagsüber geschlafen hat (z. B. Mittagsschlaf), sind hier einzutragen.

Imaginationsübung gehört? * * Das Kind bekommt von uns hypnotherapeutische Übungen, die es regelmäßig hören sollte (ab K1). Die Eltern geben an, ob und zu welcher Uhrzeit es diese gehört hat.

Selbsthypnose-Übung gemacht? * * Es gehört ab K2 zu den Aufgaben, die erlernten Selbsthypnose-Techniken zuhause zu üben. Die Eltern geben an, ob und zu welcher Uhrzeit ihr Kind die Übung gemacht hat.

Geschichte vorgelesen? * * Ob die Eltern ihrem Kind die vorgesehene Geschichte aus unserer Sammlung vorgelesen haben (ab E1), geben sie hier an.

Dauer der Zubettgehprozedur. * Dazu gehören nicht: Umziehen, Zähneputzen, Waschen usw. Dazu gehören: das Ins-Bett-Bringen, Geschichtenerzählen, Gute-Nacht-Sagen, -küsse, -lieder und das Verlassen des Raumes (Eltern). Hier ist die Dauer dieser Prozedur in Minuten anzugeben.

Zubettgehzeit. Die Eltern geben hier die Uhrzeit an, zu der ihr Kind zum Schlafen im Bett lag, zu der also die Zubettgehprozedur beendet war. (Hat sich das Kind z. B. schon zur Geschichte ins Bett gelegt, zählt dies nicht als Zubettgehzeit, sondern erst der Zeitpunkt, zu dem es schlafen sollte.)

Geschätzte Einschlafzeit. Die Eltern sollen die Uhrzeit schätzen, zu der ihr Kind eingeschlafen ist und diese hier eintragen.

Vorgenommene Schlafregeln umgesetzt? * * Hier ist einzutragen, ob die Eltern die Schlafregeln aus der ersten Sitzung (E1, siehe auch Manual), die sie sich vorgenommen haben, umgesetzt haben.

Vorgenommene Tipps und Tricks beachtet? * * Hier sollen die Eltern eintragen, ob sie die Tipps und Tricks aus der ersten Sitzung (E1, siehe auch Manual), die sie sich vorgenommen hatten, beachtet oder befolgt haben.

Medikamente gegeben oder Hausmittel eingesetzt? Die Eltern geben hier an, wenn sie ihrem Kind Medikamente gegeben haben oder »Hausmittel« angewandt haben (z. B. Wärmflaschen, Bachblüten, Schlaftees).

*Bemerkungen zu den mit * bzw. ** markierten Punkten:*
* Diese Zeilen sind besonders wichtig und sollten immer vollständig ausgefüllt werden. Sie sind im Protokoll dick gerahmt.
* * Diese Zeilen müssen die Eltern erst ausfüllen, wenn das betreffende Thema in den Sitzungen behandelt wurde. Sie finden dann einen Vermerk im Hausaufgabenteil der jeweiligen Sitzung, der sie darauf hinweist, welche neuen Zeilen beim Ausfüllen hinzukommen.

Sitzung 1

Hausaufgaben (Sitzung 2/K1)

... für Sie, die Eltern

Zum Abhaken

Elternmanual S. 33 ☐ 1. Achten Sie darauf, dass Ihr Kind die Übungsaufkleber in seinen Mitmachbogen klebt. Für jedes Mal Üben darf ein Aufkleber beim betreffenden Tag eingeklebt werden.

☐ 2. Bitte führen Sie das Schlafprotokoll vollständig und korrekt.

☐ 3. Setzen Sie weiterhin die Schlafplatzzeremonie, die neue Tagesstruktur, vereinbarte Rituale und die Muss- und Kann-Regeln täglich um! Gerade am Anfang ist Konstanz wichtig, um neue Verhaltensweisen einzuüben!

☐ 4. Lassen Sie sich die in K1 von Ihrem Kind erlernten Strategien zeigen! Ermuntern Sie Ihr Kind z. B. so: »Zauberflecken aufladen – wie geht denn das?« Die hier jeweils dazu gegebenen Beschreibungen dienen Ihnen lediglich zur Kontrolle, ob Ihr Kind die Strategie auch vollständig und korrekt anwendet. Geben Sie Ihrem Kind das Gefühl, dass es viel Interessantes erfolgreich gelernt hat und zeigen Sie vor allem Ihr Interesse daran.

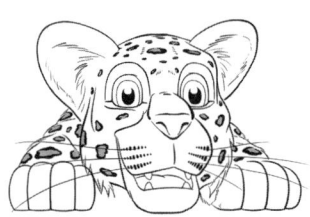

... für Ihr Kind

☐ 1. Üben der Imaginationsübung »Kalimba und der Schutzpanzerfleck«. Ihr Kind bekommt verschiedene hypnotherapeutische Übungen. Es sollte die erste Imaginationsübungen (Titel 1) bis zur nächsten Kindersitzung mindestens fünfmal wöchentlich hören (täglich ist natürlich auch erlaubt!). Wie bereits erwähnt, empfehlen wir Ihnen, hierfür mit Ihrem Kind eine feste Zeit einzurichten. Ihr Kind sollte in dieser Zeit und in dem Raum, in dem es übt, unbedingt Ruhe haben und keinesfalls gestört werden! (Die Übung dauert etwa 15 Minuten.) Für jeden Tag, an dem Ihr Kind geübt hat, darf es sich einen Kalimba-Aufkleber in seinen Mitmachbogen einkleben.

☐ 2. Ihr Kind sollte seine ersten ganz persönlichen Schlaf- und Zauberflecken auf seinem kleinen Kalimba suchen und dazu schreiben oder malen, wofür sie gut sind. Im Laufe des Trainings werden immer weitere Flecken hinzukommen.

☐ 3. Ihr Kind sollte seinen eigenen Schlafstern an einer von ihm ausgesuchten und vom Bett gut sichtbaren Stelle anbringen.

Mitbringen (zu Sitzung 3, E2)

Elternmanual S. 34 Die Eltern sollen bitte Folgendes zu E2 mitbringen:

- Die ausgefüllten *Schlafprotokolle*
- Ihr *Elternmanual*

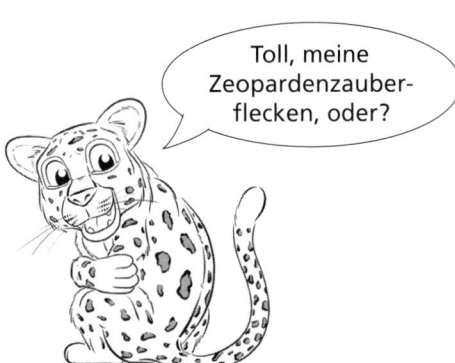

Toll, meine Zeopardenzauberflecken, oder?

Mitbringen (zu Sitzung 4, K2)

Die Eltern sollen bitte dafür sorgen, dass ihr Kind Folgendes zu K2 mitbringt:

- Seine *Sorgenkiste* (hierfür erhält das Kind einen Extra-Mitmachaufkleber)
- Seine *Mitmachmappe*
- Seinen kleinen *Kalimba*
- Seine *Decke*

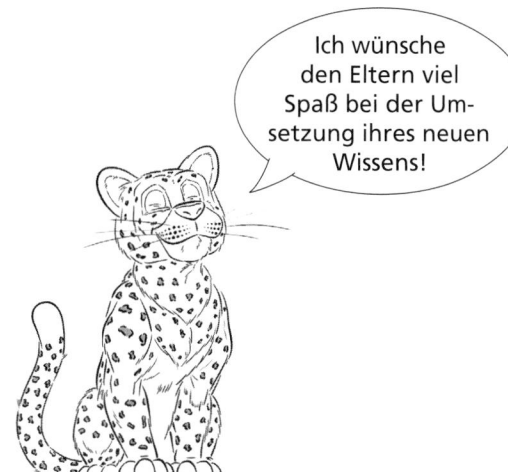

Sitzung 1

Sitzung 2 (K1): Kalimba, der Zeopard, Schlafflecken, Zauberatem

Elternmanual S. 33

Thema	Zeit	Material	✓
Nicht-Mitmachecke vorbereiten		Stuhl und Seil/Tuch	
Kindermappen austeilen	10 Min	Kindermappen mit Materialien **Content+**^{PLUS}	
Begrüßung			
Kennenlern-Fragen	10 Min	3 Karten für die Vorstellungsrunde (mit Symbolen für die 3 Kennen-lern-Fragen)	
Gruppenregeln	10 Min	Plakat mit den 3 Gruppenregeln, gelbe und rote Karte, Stempelkissen	
Vorstellung des Programms, Erklärung Trance	10 Min	Manual	
Besprechung des Belohnungssystems	5 Min	Manual	
Kalimba vorstellen, Zauberkraftbeweis aus dem Zauberland	15 Min	1 Teebeutel, Streichhölzer, großer Kalimba, kleine Kalimbas	
Schlafressourcen-Flecken, Schlafsterne	10 Min	Manual, 1 Schlafstern pro Kind (fluoreszierender Plastikstern), Tesafilm	
Zauberatem	7 Min	Kalimba, Manual	
Imaginationsübung	10 Min	Manual **Content+**^{PLUS}	
Extra-Mitmachaufkleber	5 Min	Extra-Mitmachaufkleber	
Hausaufgaben besprechen	8 Min	Manual	
Imaginationsübungen austeilen		Kindertrancen	

2.1 Nicht-Mitmachecke vorbereiten

Damit für die Situation, dass ein Kind an einer Übung nicht teilnehmen möchte, der entsprechende Platz deutlich gekennzeichnet ist, wird vor der Stunde die Nicht-Mitmachecke vorbereitet. Hierzu wird ein Stuhl so hingestellt, dass das Kind die anderen nicht stört und ein Seil oder ein Tuch auf dem Boden ausgebreitet, das das Areal kennzeichnet.

Platz finden:

> **Therapeuten**
>
> Jedes Kind soll sich einen Platz im Kreis suchen.

2.2 Kindermappen austeilen

Therapeuten

Mappen austeilen.

Inhalt der Kindermappen:

- Gruppenregeln
- Mitmachbögen (auf gelbem Papier)
- Kalimba-Aufkleber
- Kalimba mit seinen Zauberschlafflecken
- Kalimba fleckenlos, zum Bemalen mit den eigenen Zauberflecken
- Hausaufgaben (auf rotem Papier)
- Themenbild

2.3 Begrüßung

Therapeuten

Ziel:
Begrüßen und Einleitung der Vorstellungsrunde zum Kennenlernen

Begrüßen und
Vorstellen

Vorgehen:
Einleiten der Vorstellungsrunde, indem sich der Therapeut selbst sowie die Kennenlern-Fragen vorstellt. Anschließend sollen die Kinder anhand dieser Fragen etwas über sich erzählen.

»Ich freue mich, dass ihr alle da seid und bin schon neugierig, was wir heute zusammen erleben.
Ich heiße (Name des Therapeuten), und ich bin Trainer für gutes Schlafen. Ich weiß, was zu tun ist, um gut schlafen zu können. Als erstes will ich gerne wissen, wer ihr seid und was ihr gerne macht. Jeder von euch darf sich vorstellen und unsere drei Kennenlern-Fragen beantworten.«

2.3.1 Vorstellen

Therapeuten

Ziel:
- Kennenlernen der Kinder und Trainer
- Hervorheben positiver Aspekte (Vorlieben, Wünsche) zum Aufbau einer positiven Beziehung zwischen Teilnehmern und Trainer)
- Thematisierung des Schlafproblems (Wie nimmt das Kind das Schlafproblem wahr? Wie offen berichtet es darüber?)

Vorgehen:
Mit den vorbereiteten drei Karten demonstrieren:

- Ich heiße …
- ♥ Was machst du am liebsten? (Karte mit Herz darauf)

Sitzung 2

- 👍 Was willst du richtig gut können? (Karte mit Daumen)
- ☹ Was stört dich beim Schlafen? (Karte mit traurigem Smiley)

Beachte:
- Jüngere und/oder schüchterne Kinder trauen sich manchmal nicht, etwas zu sagen bzw. sie sagen, dass ihnen nichts einfällt.

Unterstützungsmöglichkeiten:

1. Zeit zum Überlegen geben und zunächst ein anderes Kind weitermachen lassen.
2. Fragen, ob vielleicht Dinge zutreffen, die andere schon gesagt haben.
3. Die anderen Kinder raten oder Vorschläge machen lassen.
4. Wenn nichts hilft: Situation akzeptieren und darauf verweisen, dass man sich im Training auch so noch kennenlernt.

→ Immer darauf achten, dass die Maßnahmen unterstützend wirken und das Kind nicht in eine noch unangenehmere Lage bringen, denn das Ziel ist hier ja der Aufbau einer positiv gefärbten Beziehung.

- Antworten zum Thema »Schlafproblem«: Die Kinder gehen mit dieser Frage erfahrungsgemäß sehr unterschiedlich um. Manche sprechen ihr Problem offen an (bzw. haben die gleiche Wahrnehmung wie ihre Eltern), andere geben an, dass es überhaupt kein Problem gibt und wieder andere benennen andere als die von den Eltern genannten Aspekte als problematisch. Alle diese Antworten sollten akzeptiert bzw. ernst genommen und als diagnostische Information genutzt werden.
- Vorbildfunktion des Trainers: Der Trainer sollte eigene Themen so einbringen, dass sich die Kinder mit ihren Problemen (welche der Trainer aus der Vordiagnostik kennen) wiederfinden und ein positives Modell bzgl. Selbstöffnung erleben. Dies kann insbesondere das Sprechen über schlafbezogene Ängste erleichtern (Trainer: »Beim Schlafen stört mich, dass ich manchmal abends im Bett seltsame Geräusche höre und mich frage, was das ist und dann nicht mehr so gut schlafen kann«). Dabei sollte der Trainer immer authentisch bleiben.

2.4 Regeln für unsere Kindersitzungen

Therapeuten

Regeln

Ziel:
Regeln für eine gute Zusammenarbeit erklären und verbindlich festlegen

Vorgehen:
Plakat in die Mitte legen, Stempelkissen bereithalten und gemeinsam mit den Kindern Regeln festlegen

»Bevor wir jetzt gleich anfangen, erklären wir euch noch ein paar Regeln, denn wie beim Sport gibt es auch bei unserem Training Regeln, damit es funktioniert.«

Das Plakat in die Mitte legen und das Stempelkissen bereithalten.

»Wer möchte die erste Regel vorlesen?«

- *Wenn ich bei etwas nicht mitmachen will, gehe ich in die Nicht-Mitmachecke und beschäftige mich still.*

»Hat denn schon jemand die Nicht-Mitmachecke entdeckt?«

Kinder antworten lassen.

»Ja genau, der Stuhl, der dort bei dem Seil/Tuch steht. Wer liest die nächste Regel?«

- *Wenn ich mit einer Übung früher aufhöre, verhalte ich mich still und warte, bis die Übung zu Ende ist.*

»Und wer liest die letzte Regel?«

- *Wenn ein anderes Kind etwas erzählt, höre ich aufmerksam zu.*

»Was glaubt ihr, was ›aufmerksam‹ bedeutet?«

Kinder antworten lassen.

[Antwort der Kinder einbauen]

»›Aufmerksam‹ bedeutet, dass man nicht stört, wenn jemand etwas erzählt und nicht über das lacht, was andere sagen.«

»Es gibt noch eine Zusatzregel. Ich habe hier zwei Karten, eine rote und eine gelbe. Wer weiß, woher die kommen? Und was bedeuten die Karten?«

Kinder antworten lassen.

»Ganz genau. Also: Wer stört und nicht in die Nicht-Mitmachecke geht oder wer dort stört, bekommt – wie beim Fußball – von uns die *Gelbe Karte* gezeigt. Das ist die letzte Ermahnung, sich an unsere drei Gruppenregeln zu halten.

Wer nach der Gelben Karte immer noch stört, der bekommt – auch wie beim Fußball – die *Rote Karte* als Zeichen, dass er die nächsten *5 Minuten* draußen verbringen muss und dass er keinen extra Mitmachaufkleber bekommt (positiver Verstärker fällt weg). Wer heute mitmacht und wem keine Gelbe oder Rote Karte gezeigt wurde, der darf sich einen *extra Mitmachaufkleber* in seine Mappe kleben.

Um das noch einmal klar zu machen: Ihr wisst jetzt genau, welche Folgen euer Verhalten hat, wenn ihr mitmacht und wenn ihr nicht mitmacht, so dass es eure Entscheidung ist, was passiert.

Wenn ihr alle mit diesen Regeln einverstanden seid, dürft ihr hier auf dem Plakat mit eurem Fingerabdruck das Zeichen dafür hinterlassen, dass ihr diese Regeln hier einhalten wollt.«

Mit dem Stempelkissen Daumenabdrücke aufs Regelplakat machen.

»Gut, alle sind einverstanden und haben die Regeln akzeptiert, dann können wir jetzt anfangen …«

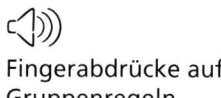
Fingerabdrücke auf
Gruppenregeln

Sitzung 2

2.5 Vorstellung des Programms, Einführung und Erklärung von »Imaginationsübung«

Therapeuten

Ziel:
- Kinder über Rahmenbedingungen des Trainings informieren
- Kindgerechte Erklärung für Trance geben

Vorgehen:
Imaginationsübung erklären

»Wir werden uns hier dreimal treffen, um gemeinsam mit euch zu trainieren. Wie beim Sport machen wir hier auch Übungen, manchmal neue, manchmal üben wir Dinge vom letzten Mal. Und wie beim Sport klappt es am besten, wenn man auch zuhause viel übt. Deshalb sagen wir euch jedes Mal, wie ihr daheim weiter trainieren könnt.

Eine ganz besondere Übung, die wir jedes Mal machen werden, ist die Trance. Habt ihr schon mal etwas von Trance gehört?«

Kinder antworten lassen.

»Ihr habt das bestimmt alle schon gemacht, ohne zu wissen, dass es Trance ist: Zum Beispiel wenn ihr etwas super gerne spielt und euch so darauf konzentriert, dass ihr gar nicht hört, wenn eure Mama euch ruft (oder beim Lesen oder im Auto). Habt ihr so etwas schon einmal erlebt?«

Jedes Kind kurz seine Erfahrung berichten lassen.

»Jetzt fragt ihr euch vielleicht, wozu man die Trance eigentlich braucht?! Also, die Trance kann man benutzen, um sich zu entspannen und neue Dinge zu lernen, wie zum Beispiel gut zu schlafen. Und genau das werden wir hier trainieren, nämlich wie man mit Trance besser schlafen kann. Unsere erste Trance-Übung werden wir am Ende der heutigen Sitzung machen.«

Beachte:
Manche Kinder haben einen natürlichen Trancezustand bereits erlebt, andere noch nicht. Es sollte vermittelt werden, dass beides in Ordnung ist – diejenigen, die es noch nicht kennen, lernen es eben hier.

2.6 Besprechung des Belohnungssystems

Therapeuten

Belohnungssystem   *Ziel:*
- Austausch über vereinbarte Belohnung, um die Motivation zu erhöhen
- Erklärung des Belohnungssystems

Vorgehen:
Belohnungen von den Kindern nennen lassen

»Habt ihr denn mit euren Eltern schon ausgemacht, was für eine Belohnung ihr bekommt, wenn ihr beim Schlaftraining gut mitmacht?«

Kinder antworten lassen.

»Dann darf jetzt jeder kurz sagen, was er nach dem Training bekommt, wenn er gut mitmacht (kleine Belohnung) und was er bekommt, wenn er sehr gut mitmacht (große Belohnung).«

Kinder berichten lassen.

»Das hört sich ja sehr gut an. Diese Belohnung bekommt ihr also, wenn ihr hier gut oder sehr gut mitmacht. Was heißt eigentlich gut oder sehr gut mitmachen? Das bedeutet, dass ihr zuhause fleißig Eure Trancen übt und auch hier in der Stunde gut mitarbeitet. Dafür bekommt ihr dann immer einen Kalimba-Aufkleber. Habt ihr eure Kalimba-Aufkleber denn schon entdeckt?«

Jedes Kind in seiner Mappe die Kalimba-Aufkleber suchen lassen.

»Wunderbar! Habt ihr in eurer Mappe auch schon einen Platz gefunden, wo man die Kalimba-Aufkleber hinkleben kann?«

Jedes Kind seinen Mitmachbogen suchen lassen.

»Ganz genau, das ist der Mitmachbogen, auf den ihr dann alle eure Mitmachaufkleber kleben könnt. Und oben drüber kann man noch das Datum und den Tag schreiben, an dem ihr euch den Aufkleber verdient habt (oder es von uns oder den Eltern schreiben lassen).
Jedes Mal, wenn ihr sechs Aufkleber zusammen habt, bekommt ihr eine große Kalimba-Mitmachkarte von uns. Wenn ihr am Ende vom Training eine Mitmachkarte habt, könnt ihr die gegen die kleine Belohnung eintauschen. Wenn ihr am Ende des Trainings zwei Mitmachkarten habt, könnt ihr sie gegen die große Belohnung eintauschen.
Also, wofür bekommt ihr Kalimba-Aufkleber?«

Kinder antworten lassen.

»Und wie viele Kalimba-Aufkleber braucht ihr für eine Mitmachkarte?«

Kinder antworten lassen.

»Und wie viele Mitmachkarten braucht ihr für die kleine Belohnung?«

Kinder antworten lassen.

»Und wie viele Mitmachkarten braucht ihr für die große Belohnung?«

Kinder antworten lassen.

»Super, ihr wisst also, wie das mit der Belohnung funktioniert.«

Beachte:
- Falls noch keine Belohnung vereinbart wurde, evtl. nach Idee fragen und Kind ermuntern, die Eltern auf die Belohung anzusprechen. Zusätzlich beim Elternabend thematisieren.
- Hier wird den Kindern nur erklärt, dass sie Kalimba-Aufkleber für das Üben der Imaginationsübungen und für Mitarbeit in der Stunde erhalten. Wie das genau funktioniert, wird zur Vereinfachung erst bei der Behandlung der entsprechenden Themen erklärt. Falls Kinder nachfragen: »Das erklären wir euch später noch genauer.«

Mitmachkarte zeigen

Sitzung 2

2.7 Vorstellung von Kalimba, dem Therapietier

Kalimba

Therapeuten

Ziel:
- Kalimba als Coping-»Modell« einführen, da er seine eigenen Schlafprobleme bewältigen konnte
- Magische Kräfte Kalimbas (Zauberflecken, Geschichte von seiner Reise ins Menschenland) vermitteln

Vorgehen:
(Co-)Therapeut zieht großen Kalimba an

»Bevor wir weitermachen, müssen wir euch aber noch jemanden vorstellen: Das ist Kalimba, unser Zeopard aus dem Zauberland. Wer weiß, was ein Zeopard ist?«

Kinder antworten lassen.

»Ein Zeopard ist ein Leopard, der aus dem Zauberland kommt und deshalb Zauberflecken hat. Die Zauberflecken hier, die sehen wie die ganz normalen Flecken von einem Leoparden aus Afrika aus. Das ist eine gute Tarnung, damit nicht jeder weiß, dass Kalimba Zauberkräfte hat! Aber die Flecken hier sind etwas ganz Besonderes und er will sie euch jetzt gleich mal zeigen. Aber vorher erzähle ich euch noch, wo er herkommt und wie er es geschafft hat, zu uns zu kommen!«

2.8 Geschichte und Zaubertrick

Zaubertrick

Therapeuten

Ziel:
Kinder mit Kalimba-Geschichte und dessen Fähigkeiten vertraut machen

Vorgehen:
THERAPEUT oder Co-THERAPEUT nimmt einen Teebeutel und ein Streichholz als Hilfsmittel, um Kalimbas Reise zu erzählen.

»Kalimba weiß nämlich, wie Kinder gut schlafen können!
 Und das, hat er sich gedacht, muss er den Kindern in der Menschenwelt erzählen. Doch Kalimba hatte ein Problem. Ich darf doch kurz erzählen, oder?«

Kinder antworten lassen.

»Wie sollte er aus dem Zauberland zu uns Menschen kommen? Er hat sich einfach in die Zauberrakete gesetzt und wollte durchstarten, da kam eine böse Fee aus dem Zauberland und hat Kalimba die Zündung weggenommen.«

[THERAPEUT reißt den Zettel am Faden des Teebeutels ab.]

»Blöd, dachte sich Kalimba, aber das schaff' ich auch so. Doch in dem Moment, als er wieder im Raumschiff war, kam eine andere böse Fee, die sich dachte, so leicht machen wir es ihm nicht, und nahm Kalimba die Zündschnur vom Raumschiff weg.«

[THERAPEUT reißt den Faden vom Teebeutel ab.]

»Blöd, dachte Kalimba und begann, sich über diese lästigen, bösen Feen zu ärgern, aber eigentlich wusste er, das er es auch ohne Zündung und Zündschnur schaffen konnte. Gerade zurück im Cockpit der Rakete machte ihm eine dritte böse Fee Probleme. Die stand draußen und holte böse lachend den ganzen Zündstoff, das Benzin, aus dem Raumschiff!«

[THERAPEUT löst am Teebeutel die Klammer und leert den Beutelinhalt aus. So entsteht ein langes Papierrohr, das auf eine feuerfeste Unterlage (z. B. Deckel einer Blechdose) aufgestellt werden soll.]

»Wie sollte Kalimba denn nun zu den Menschenkindern kommen?
   Macht nichts, dachte sich Kalimba, war aber trotzdem total genervt von diesen blöden, bösen Feen. Also, dachte er sich, schnell weg zu den Kindern, ich habe schon viel zu viel Zeit mit diesen blöden, bösen Feen vertrödelt. Ich muss doch den Kindern verraten, wie sie gut schlafen können und ihnen zeigen, wie einfach das ist, wenn man nur daran glaubt. Denn wenn man fest daran glaubt, gehen die Wünsche meistens in Erfüllung. Und so glaubte er ganz fest daran, dass er jetzt …«

[THERAPEUT zündet das aufgestellte Papierröhrchen an. Dieses wird bis fast ganz runter brennen und der letzte Rest hebt langsam ab und schwebt durch die Luft.]

»… losstarten würde, da ging es auch schon los!!! Und deswegen ist er nun hier bei uns auf der Erde, um euch alles zu erklären, was er weiß!«

2.9 Von magischen Schlafflecken und Schlafsternen

Therapeuten

Ziel:
Kleine Kalimbas austeilen

Schlafflecke
und -sterne

Vorgehen:
Kleine Kalimbas aussuchen lassen

T: »Und wie ihr seht, ist er hier. Und ich glaube, du bist nicht alleine gekommen, oder?«
   K: »Stimmt genau, ich habe für jeden von euch Kindern einen kleinen Freund mitgebracht. Kommt her und sucht euch den aus, der für euch bestimmt ist. Wenn ihr genau hinschaut, könnt ihr erkennen, welcher von den kleinen Kalimbas zu euch gehört.«

Kinder ihren Kalimba aussuchen lassen.

Beachte:
Es sollte immer mindestens ein Kalimba mehr zur Auswahl stehen, als Kinder da sind, damit auch das letzte Kind noch eine Wahlmöglichkeit hat.

Kleine Kalimbas
auf den Tisch legen

67

2.9.1 Zauberflecken aufladen

Zauberflecken
aufladen

Therapeuten

Ziel:
- Aufladen der Zauberflecken erklären
- Ersten eigenen Zauberfleck finden und aufladen

Vorgehen:
Kalimba das Aufladen der Zauberflecken »erklären« lassen und Kinder ermutigen, es selbst auszuprobieren.

T: »So, jetzt wo jeder seinen eigenen kleinen Kalimba hat, wollen wir gerne wissen, wie der Trick mit deinen Flecken funktioniert. Was kannst du denn damit machen?«
   K: »Das sind keine ganz normalen Flecken, das sind Zauberflecken!! Ich hab' so viele Zauberflecken und jeder kann was ganz Besonderes und was Anderes, z. B. habe ich ein paar Zauberschlafflecken.«
   T: »Dann kannst du aber viel schlafen bei so vielen Flecken.«
   K: »Ja, das ist super. Hier der, der ist z. B. dafür da, wenn ich nicht einschlafen kann, weil ich noch ganz hibbelig bin! Da drück ich drauf und dann geht's los. Dann werde ich richtig, richtig, richtig müüüüüde (gähn).«
   T: »Und woher weißt du, welcher Fleck was kann?«
   K: »Das ist ganz einfach, ich hab' sie alle vorher aufgeladen, meine Zauberschlafflecken. Immer wenn ich einen neuen Fleck brauche, überlege ich mir ganz in Ruhe, welcher Fleck das sein könnte. Wenn ich den richtigen Fleck gefunden habe, drücke ich drauf und denke ganz fest an das, was der Fleck können soll. Wenn ich z. B. müde werden will, dann stelle ich mir vor, dass ich gähne und gähne und gähne. Augen zu, das versteht sich von selbst, dann kann ich besser an meinen Fleck denken … Dann atme ich dreimal tief durch und sage mir dabei laut oder leise vor, wozu der Fleck gut sein soll. Den Fleck drücke ich so lange, bis er wie eine Batterie voll aufgeladen ist. So lädt man Zauberschlafflecken auf … das müsst ihr mal ausprobieren, das wollte ich euch doch zeigen!«

T: »Wofür könnt ihr denn einen Fleck gebrauchen?«

Mit jedem Kind besprechen, wofür es einen Fleck braucht und überlegen, welcher es sein soll.

T: »Jetzt wird Kalimba die Flecken gemeinsam mit euch aufladen.«
   K: »Genau, also erst mal drückt jeder auf den Fleck, den er sich gerade ausgesucht hat. Dann die Augen schließen und dreimal tief durchatmen (Kalimba atmet dreimal tief durch). Und jetzt sagt sich jeder dreimal vor, was der Fleck können soll, laut oder leise.«
   T: »Super, jetzt habt ihr euren ersten Zauberfleck aufgeladen, so ähnlich wie man auch eine Batterie auflädt. Wie voll sind eure Flecken jetzt?«

Von jedem Kind anzeigen lassen, wie viel der Fleck nun aufgeladen ist (z. B. durch das Ausbreiten der Arme sehr voll, ganz voll oder nur ein wenig voll anzeigen lassen). Jedes Kind fragen, ob es so ausreicht oder ob noch einmal nachgeladen werden muss. Wenn noch etwas fehlt, nochmals aufladen lassen, bis der Fleck nach Meinung des Kindes ausreichend aufgeladen ist.

Beachte:
- Kinder, die den Fleck nicht für das Schlafen benutzen: Das sollte zunächst akzeptiert und genauso gelobt werden wie schlafbezogene Flecken. Im weiteren Verlauf sollte durch Nachfragen versucht werden, die Strategien auf das Schlafen zu beziehen. Letztlich entscheidet aber immer das Kind, wofür es Flecken braucht.
- Kinder, denen kein Fleck einfällt: Vielleicht passt ein Fleck, den sich ein anderes Kind gesucht hat? Vielleicht haben die anderen Kinder Vorschläge? Zur Not macht das Kind den Aufladeprozess einfach so mit und man vermittelt, dass sich im Laufe des Trainings dann schon noch ein passender Fleck finden wird. Auch hier gilt: Hilfestellung geben, aber Entscheidung beim Kind lassen.

2.9.2 Schlafsterne

Therapeuten

Ziel:
Funktion des Schlafsterns erklären; Ergänzung zu den Zauberflecken

Vorgehen:
Kalimba die Zaubersterne »erklären« lassen

T: »Ja, geht das denn nur, wenn man solche tollen Flecken hat?«

K: »Hmmm, Flecken sind natürlich super, aber ich verrate den Kindern jetzt noch was: Es gibt auch Sterne, die beim Schlafen helfen, und die heißen Schlafsterne. Natürlich muss man Sterne – genau wie meine Flecken – erst mal mit Zauberkraft aufladen. Dazu müsst ihr euch am Sternenhimmel einen aussuchen und fest daran denken, wobei der Stern euch helfen soll.«

T: »Du bist ja lustig. Wenn ich im Bett liege, habe ich doch die Rollläden unten! Wie soll ich denn da die Sterne sehen?«

K: »Ja, dafür gibt es spezielle Schlafsterne, die sind ganz besonders praktisch. Die gibt es auch im Menschenland und nicht nur da oben am Himmel. Hier hab ich schon einen. Und den lade ich jetzt auf (umklammert den Stern ganz fest und drückt die Augen zu) und kleb ihn heute Abend an meine Decke überm Bett.«

T: »Wow, klingt ja einfach.«

K: »Hast Du 'ne Ahnung! Du Dummie ... Das ist gar nicht einfach, denn der Schlafstern braucht jetzt noch einen ganz besonderen Zauberplatz, damit auch alles funktioniert. Ist doch klar, dass das nicht irgendwo überm Bett geht! Ich hänge meinen immer so auf, dass ich darauf schauen kann, wenn ich will und Schlafsternkräfte brauche!!! Das ist wichtig ... Auf Schlafsterne sollte man nämlich draufgucken können, wenn man im Bett liegt!«

T: »Soso, ich glaube, das probiere ich heute aus ...«

K: »Ja, nicht nur du. Das ist super! Das solltet ihr alle mal ausprobieren! Hier habe ich wieder für jeden von euch seinen ganz persönlichen Schlafstern mitgebracht. Ich bin gespannt, ob ihr euren herausfindet.«

Kinder ihren Schlafstern aussuchen lassen. Mit Tesafilm in der Schlafmappe festkleben.

K: »Super, jetzt hat jeder seinen ganz persönlichen Schlafstern und den könnt ihr heute Abend an seinen Zauberplatz hängen. Habt ihr denn schon eine Idee, wo ihr ihn aufhängen wollt? Ihr wisst ja nun, dass Schlafsterne so hängen müssen, dass man sie nachts sehen kann.«

Kinder antworten lassen.

K: »Das hört sich ja toll an. Dann bekommen eure Schlafsterne heute sehr schöne Plätze. Aber weißt du was, ich glaub, ich will jetzt mal das ausprobieren, was du da vorher über den Zauberatem und die Trance erzählt hast. Wie geht das denn nun?«

Marginalien:
Schlafsterne

Sitzung 2

Schlafsterne austeilen und mit Tesafilm in Kinder-Mappe befestigen

2.10 Zauberatem

Zauberatem –
Tiefenatmung

> **Therapeuten**
>
> *Ziel:*
> Vermitteln einer Methode zur Tiefenatmung, die als Entspannungsstrategie, insbesondere vor dem Schlafengehen, genutzt werden kann.
>
> *Vorgehen:*
> Durch Analogie zu einem Fahrradreifen die Tiefenatmung erklären und vormachen
>
> »Ich sehe schon, Kalimba ist ganz gespannt auf den Zauberatem und die Trance (Kalimba nickt), deshalb fangen wir jetzt auch an. Jeder darf sich mit seiner Decke ein gemütliches Plätzchen suchen und sich auf den Rücken legen. Nehmt euren Kalimba mit und setzt ihn euch auf den Bauchnabel. Wenn ihr es alle bequem habt, beginnen wir mit dem Zauberatem:
> Wir beginnen damit, dass wir ganz langsam ausatmen. Stellt euch einen Fahrradreifen vor. Dieser Reifen hat ein kleines Loch, durch das die Luft aus dem Reifen herausgeht. Das klingt dann so: »Pfffffffff« Bei jedem Ausatmen wird das Loch in eurem Fahrradreifen immer kleiner und kleiner und das »Pfffffff« immer länger. Atmet ein und aus und stellt euch vor, dass euer Atem bis zu eurem Bauchnabel geht. Dass das funktioniert sieht man daran, dass Kalimba nach oben und nach unten geht, je langsamer, desto besser. Dass man wirklich den magischen Zauberatem gefunden hat, erkennt man daran, dass das Ausatmen immer, immer langsamer wird und euer »Pfffffffff« immer länger. Hoch und runter, hoch und runter, und das dauert immer länger, hoch und runter.«
>
> *Insgesamt zehnmal ein- und ausatmen, die Kinder bleiben dann liegen/sitzen, es folgt die Imaginationsübung.*
>
> *Beachte:*
> Manche Kinder atmen zu Beginn sehr heftig ein und aus. Entspannt sich das Atmen nach den ersten Atemzügen nicht, sollte das Kind kurz darauf hingewiesen werden, dass man beim Zauberatem ganz locker und entspannt sein kann.

2.11 Imaginationsübung: Kalimba und der Schutz-panzerfleck

> **Therapeuten**
>
> *Ziel:*
> Kinder sollen lernen, sich in einen Trancezustand zu versetzen.
> Vermitteln einer Strategie (Schutzpanzer) gegen Ängste oder andere unangenehme Dinge
>
> *Vorgehen:*
> Kinder sollen ihren Kalimba nehmen und sich auf den Rücken auf den Boden bzw. ihre Decke legen. Jedes Kind soll sich nun einen Schutzpanzerfleck aussuchen und diesen drücken.
>
> *Beachte:*
> • Unbedingt darauf achten, dass die Kinder sich nicht gegenseitig berühren! Sonst stupsen und necken sie sich während der Trance leichter. Bei besonders unruhigen Gruppen ist es hilfreich, die Kinder mit den Füßen zueinander bzw. so zu legen, dass sie keinen Blickkontakt aufnehmen können.

- Die Kinder sollten grundsätzlich auf dem Rücken auf dem Boden liegen. Kann sich ein Kind auf dem Bauch liegend oder sitzend besser entspannen, ist das natürlich auch erlaubt. Manche Kinder können im Vorfeld nicht gut einschätzen, welche Position entspannend ist. Entsteht der Eindruck, dass ein Kind eine wenig entspannende Position gewählt hat, sollte der Therapeut am Anfang oder am Ende der Trance eine Alternative vorschlagen. Die Entscheidung bleibt jedoch letztlich beim Kind.
- Es sollte darauf geachtet werden, dass das Drücken des Schutzpanzerflecks nicht zu einer verkrampften Haltung während der Trance führt. Auch hier sollten dem Kind Alternativen vorgeschlagen werden.

Tipps zum Vorlesen der Trance:
- Die Imaginationsübung sollte mit langsamer, tiefer und ruhiger Stimme vorgelesen werden.
- Die Betonung sollte möglichst gleichbleibend sein.
- Es sollte in einem gleichbleibenden Rhythmus vorgelesen werden.
- Die Rückführung am Ende der Trance sollte in einer veränderten Stimmlage gelesen werden, damit für die Kinder deutlich wird, dass die Trance nun beendet ist.

Imaginationsübung vorlesen

»Mach es dir dort, wo du jetzt bist, bequem. Und vielleicht willst du noch ein wenig hin und her rutschen, so dass es dir gut geht und sich alles ganz angenehm anfühlt.

Und heute zeige ich dir, wie du den Schutzpanzerfleck aktivieren kannst, den du ausgesucht hast. Zuerst reisen wir ins Zauberland. Das Zauberland ist das Land, aus dem Kalimba stammt. Und dorthin kann man nur auf ganz, ganz geheimem Wege kommen. Ein Weg ist die Zauberrutsche und nun geht es folgendermaßen los: Du drückst deinen Schutzpanzerfleck und schließt die Augen. Dann atmest du dreimal tief durch und drückst den Punkt – und eins – und zwei – und drei – und dann kannst du die Zauberrutsche sehen und hinaufsteigen – die Zauberrutsche sieht ganz, ganz außergewöhnlich aus – bei manchen glitzert sie sogar. Und wenn du hinaufgestiegen bist, dann musst du einmal tief Luft holen und langsam auspusten … pffffffff. Und damit kannst du losrutschen – nach unten und zur Seite … hin und her … und mal schneller und mal langsamer und bei der Zauberrutsche geht es sogar nach oben … und nach unten … und schließlich siehst du eine große Hecke, rutschst hindurch und dann bist du angekommen im Zauberland. Und dort im Zauberland kannst du Kalimba treffen. Er weiß, dass du ihn suchen gekommen bist und dass er für dich zaubern soll. Und er zeigt dir seinen Zauberfleck für den Schutzpanzer – genau den Fleck, den du ausgewählt hast. Denn manchmal kann man so einen Schutzpanzer sehr gut gebrauchen – zum Beispiel dann, wenn man geärgert wird – im Kindergarten, in der Schule oder sogar zuhause. Der Fleck hilft aber auch, wenn man Angst vor etwas hat, das können Menschen sein oder Tiere oder solche Sachen wie Angst vor der Dunkelheit oder Angst davor, allein im Bett zu liegen. Dann ist so ein Schutzpanzer wie eine Ritterrüstung – die hilft ja auch gegen Angriffe. Und du kannst mal schauen, wie *dein* Schutzpanzer ausschaut – wie bei einer Ritterrüstung oder eher ganz modern? Vielleicht ist er auch aus Leder … und ich bin gespannt, welche Farbe dein Schutzpanzer hat, und von wo bis wo dein Schutzpanzer geht. Geht er über den ganzen Körper oder ist der Kopf vielleicht frei? Und was ist mit den Beinen? Sind die auch von dem Schutzpanzer bedeckt oder sind die frei? Und vielleicht gibt es auf deinem Schutzpanzer auch Abzeichen oder Wappen? Und jetzt kannst du mal ganz, ganz genau spüren, wie es sich anfühlt, wenn der Schutzpanzer um dich herum ist – wie sich das anfühlt, wenn du ganz, ganz sicher und unverwundbar bist. Wo spürst du das am meisten? Im Bauch, im Kopf, in den Füßen oder vielleicht auch in den Armen? Wo spürst du, dass du ganz sicher bist? Und versuch jetzt noch einmal, dich ganz stark darauf zu konzentrieren, wie es sich anfühlt, so sicher zu sein – ganz sicher – durch deinen Schutzpanzer.

Wenn du willst, kannst du dieses tolle Gefühl einfach mitnehmen, wenn du jetzt langsam wieder zu deiner Zauberrutsche zurückgehst und hierher rutschst. Und los geht's wieder … in deinem Tempo mit deiner Rutsche hoch und runter und du kannst alle guten Gefühle hierher mitnehmen. Und dir jederzeit mehr davon holen. Und dann kannst du Arme und Beine wieder bewegen und … am Ende die Augen aufmachen.«

Sitzung 2

2.11.1 Besprechung der Imaginationsübung

> **Therapeuten**
>
> *Ziel:*
> - Festigung der Imaginationsbilder (Zauberrutsche und Schutzpanzer)
> - Anwendungsmöglichkeiten für die Trancebilder erarbeiten, insbesondere in Bezug auf das Schlafen
>
> *Vorgehen:*
> Von jedem Kind die Zauberrutsche und den Schutzpanzer auf verschiedenen Wahrnehmungsebenen beschreiben lassen:
>
> - »Wie sah eure Zauberrutsche aus [Farben, Formen, Muster, ...]? Wie hat sie sich angefühlt [rau, weich, warm, kalt, ...]? Habt ihr etwas gerochen? Habt ihr etwas gehört?«
> - »Wie sah euer Schutzpanzer aus? Wie habt ihr euch darin gefühlt? Was glaubt ihr, wann ihr euren Schutzpanzer mal brauchen könnt? Wo kann man beim Schlafen einen Schutzpanzer gebrauchen? Wie kann man den Schutzpanzer dann anwenden?«
> - »Wer kann mir noch einmal vormachen, wie das geht, den Fleck aufzuladen und den Schutzpanzer zu aktivieren?«
> - Kinder Schutzpanzerfleck aufladen und aktivieren lassen
>
> *Beachte:*
> - Fragen so offen wie möglich stellen, damit die Phantasie der Kinder angeregt wird
> - Anwendung des Schutzpanzers: entweder Schutzpanzerfleck drücken oder sich den Schutzpanzer und das Gefühl vorstellen, das man darin hatte
> - Besprechung des Wann und Wie der Anwendung des Schutzpanzers ist für die Generalisierung der Strategie auf Alltagssituationen besonders wichtig
> - Darauf achten, dass die Koppelung von Fleck und Imaginationsbild vorhanden ist

2.11.2 Zauberflecken malen

> **Therapeuten**
>
> *Ziel:*
> Notieren aller bisher gefundenen Flecken (persönlicher (Schlaf-)Fleck beim ersten Aufladen, Schutzpanzerfleck)
>
> *Vorgehen:*
> - Kinder zunächst den aufgemalten Kalimba in ihrer Mappe suchen lassen, auf dem die Zauberschlafflecken eingezeichnet sind. Nun sollte die Koppelung zwischen bildlicher Vorstellung und Fleck betont werden.
> - Stifte auslegen und die Kinder den Kalimba ohne Flecken in der Mappe suchen lassen.
>
> »Malt euren Fleck für [persönlicher Fleck] und den Schutzpanzerfleck auf den Kalimba. Schreibt oder malt dazu, wofür ihr ihn aufgeladen habt. Fällt euch noch ein Fleck ein, den ihr gebrauchen könnt? Jedes Mal, wenn ihr einen neuen Fleck findet, sollt ihr ihn auf diesen Kalimba malen – dann könnt ihr immer nachschauen, welche Flecken ihr schon gefunden habt und wo sie sich auf eurem Kalimba befinden.«

Zauberflecken notieren

2.11.3 Extra-Mitmachaufkleber verteilen

> **Therapeuten**
>
> *Ziel:*
> Einhaltung der Regeln überprüfen und belohnen
>
> *Vorgehen:*
> Mit den Kindern überlegen, ob die Regeln eingehalten wurden und wer einen Extra-Mitmachaufkleber verdient hat. Mitmachaufkleber austeilen und Kinder für das Einhalten der Regeln loben. (Werden ggf. vom Therapeuten mit einem Textmarker gelb angemalt, damit sie von den normalen anderen Aufklebern unterscheidbar sind.)
>
> *Beachte:*
> Bekommt ein Kind keinen Extra-Mitmachaufkleber, sollte dies kurz erklärt und betont werden, dass es in der nächsten Stunde ja eine zweite Chance gibt.

Extra-Mitmach-
aufkleber

Hausaufgaben (Sitzung 2/K1)

> **Therapeuten**
>
> *Ziel:*
> Vermitteln des Ablaufs der Hausaufgaben
>
> *Vorgehen:*
> Blatt mit Hausaufgaben in der Mappe von den Kindern suchen und vorlesen lassen
>
> **Kind:** 1. In dieser Woche darfst du die erste *Imaginationsübung* anhören (Titel 1). Für jeden Tag, an dem du übst, darfst du einen Kalimba-Aufkleber in deinen Mitmachbogen einkleben.
>
> **T:** »Ihr dürft die Übung jeden Tag hören, wenn ihr wollt. Mindestens aber sollt ihr sie fünfmal in der nächsten Woche anhören. Was dabei ganz, ganz wichtig ist: Nehmt euch für das Üben Zeit! Sorgt dafür, dass euch eine halbe Stunde lang nichts stören kann und dass ihr wirklich eure Ruhe habt und gut üben könnt!«
>
> **Kind:** 2. Suche die ersten *Zauberschlafflecken* auf deinem kleinen Kalimba. Male sie in deinen fleckenfreien Kalimba in deiner Mappe. Mal oder schreib dazu, wofür sie gut sind. Genauso machst du das das ganze Training weiter, wenn du einen neuen Fleck findest.
>
> **Kind:** 3. Häng deinen *Schlafstern* auf.
>
> **T:** »Was ist noch mal wichtig beim Aufhängen des Schlafsterns?«
>
> *Kinder antworten lassen.*
>
> **T:** »Genau, dass es ein besonderer, magischer Platz ist und dass ihr ihn vom Bett aus sehen könnt.«
>
> **Kind:** 4. Besorge dir deine *Sorgenkiste*. Für das Mitbringen der Sorgenkiste erhältst du in der nächsten Stunde einen Extra-Mitmachaufkleber.

T: »Ihr könnt eine Sorgenkiste kaufen oder eine Kiste nehmen und verschönern, die ihr schon habt. Wichtig ist, dass die Sorgenkiste für euch genau die Richtige ist.«

Kind: Für's nächste Mal mitbringen:
Deine Sorgenkiste, deine Schlaftrainingsmappe, deinen kleinen Kalimba und deine Decke zum Sitzen.

Sitzung 3 (E2): Das Schlafproblem verstehen und angehen

Thema	Zeit	Material	✓	Elternmanual S. 35
Überblick über die Sitzung	20 Min	PowerPoint-Folie: Überblick über die Elternsitzung Content+PLUS		
Begrüßung und Raum für Fragen zu E1 und K1				
Zur Bedeutung des Erziehungsverhaltens	5 Min			
Die 3-Schritte-Technik	10 Min	Manual		
Wo liegt das Problem?				
Verhaltensanalyse		PowerPoint-Folie: Vorgehen bei der Verhaltensanalyse Content+PLUS		
Was ist das Ziel?				
Beispiel: Verhaltensanalyse und Verhaltensänderung	20 Min	PowerPoint-Folie: Verhaltensanalyse und Verhaltensänderung Content+PLUS		
Übung für E3: Verhaltensanalyse und Verhaltensänderung				
Wie sieht die Umsetzung aus?				
Erziehungsstrategien	15 Min	PowerPoint-Folie: Einigkeit bei der Erziehung Content+PLUS		
Einen Plan machen …	10 Min	PowerPoint-Folie: Beispiel-Plan zur Verhaltensänderung Content+PLUS		
Weiterführendes Belohnungssystem	10 Min	Manual		
Überblick über K2 und K3	10 Min	Manual		
Hausaufgaben		Manual		

Begrüßung und Überblick über die Sitzung

Folie 2.1: Sitzungs-überblick E2

Therapeuten

»Ich begrüße Sie zu unserer zweiten Elternsitzung. Bevor ich in die Themen des heutigen Abends einsteige, will ich Ihnen einen kurzen Überblick über die Inhalte geben, die uns heute beschäftigen werden. In der heutigen Sitzung stehen Erziehung und Konsequenz im Mittelpunkt.«

Revision der Hausaufgaben

Therapeuten

Hausaufgaben für die Eltern:
Was haben Sie sich vorgenommen, was haben Sie ausprobiert?
Was hat geklappt, wo gab es Probleme oder Fragen?

- *Schlafritual*
- *Tagesrückblick*
- *Schlafplatzzeremonie*
- *Muss- und Kann-Regeln*

Hausaufgaben für die Kinder:
Gibt es Fragen oder Probleme?

- *Zauberflecken und Zauberstern (finden und aufladen)*
- *Zauberatem*
- *Trance*
- *Belohnungssystem*
- *Geschichten*

Betonen, dass das Vertrauen der Eltern in die Wirksamkeit des Trainings/der Strategien das des Kindes sehr stark beeinflusst. Eltern sollen Zuversicht vermitteln und zum Ausprobieren ermuntern.

Rückmeldung zur Kindersitzung:
Therapeut spricht an, was ihm bezüglich Motivation, Mitarbeit oder Schlafproblematik bei den Kindern aufgefallen ist (z. B. ob es Hinweise darauf gibt, dass die Einschlafprobleme durch Ängste, Ausübung von Macht etc. bedingt sind). Die Rückmeldung sollte immer ressourcenorientiert sein.

Sitzung 3 – Inhaltlicher Einstieg

3.1 Erziehungsverhalten und Schlaf

Es gibt die unterschiedlichsten Ansätze und Empfehlungen, nach welchen Grundsätzen Kinder zu erziehen seien. Diese verschiedenen »Erziehungsschulen« stehen zum Teil in offenem Widerstreit zueinander. Wir wollen uns hier nicht auf eine Richtung festlegen oder eine bestimmte empfehlen, sondern wir konzentrieren uns auf einzelne Elemente, die sich besonders beim Thema »Schlaf« als wichtig und wirkungsvoll erwiesen haben. Dabei dienen entwicklungs- und lernpsychologische Erkenntnisse als Grundlage. Das Erziehungsverhalten beeinflusst das Schlafverhalten eines Kindes. Deshalb möchten wir den Eltern mit der sogenannten 3-Schritte-Technik eine Möglichkeit zeigen, wie sie herausfinden können, wo die Ursachen des Schlafproblems ihres Kindes liegen könnten und wie sie eine Verbesserung erreichen können.

Elternmanual S. 35

Erziehung und Schlaf

3.2 Die 3-Schritte-Technik

Die folgende 3-Schritte-Technik soll den Eltern helfen, die Ursachen für ein schwieriges Verhalten oder ein Problem zu erkennen und herauszufinden, was sie ändern müssen, um das schwierige Verhalten zu verringern oder ganz zu beseitigen und was ihnen bei der Umsetzung ihrer Ziele helfen kann.

3-Schritte-Technik

1. Wo liegt das *PROBLEM*?
   Warum bleibt das Problem bestehen?
2. Was ist ihr *ZIEL*?
   Was wollen sie ändern?
3. Wie sieht die *UMSETZUNG* aus?
   Wie wird's gemacht?

1. Schritt: Wo liegt das PROBLEM?
Bei der Frage, wo das Problem herkommt und warum es bestehen bleibt, kann eine Methode helfen, die sich *Verhaltensanalyse* nennt. Diese Methode besteht aus vier Fragen, die es nacheinander zu beantworten gilt.

Elternmanual S. 35

1. *Verhalten*: Welches Verhalten des Kindes wollen die Eltern erklären bzw. verändern? Welche ihrer eigenen Verhaltensweisen wollen sie erklären bzw. verändern?
2. *Situation*: In welcher Situation ist das Verhalten aufgetreten? Was ist zuvor passiert?
3. *Gedanken/Gefühle*: Was haben die Eltern in dieser Situation gedacht und gefühlt? Was hat ihr Kind in dieser Situation möglicherweise gedacht und gefühlt?
4. *Resultat*: Welche Folgen hatte das Verhalten? Was ist danach passiert? Führen die Folgen dazu, dass sich das Verhalten bessert oder vielleicht dazu, dass es bestehen bleibt?

> **Therapeuten**
>
> **Folie 2.2** zeigen und erläutern.

Folie 2.2: Vorgehen bei der Verhaltensanalyse

▶ **Abbildung 5** verdeutlicht das Vorgehen bei einer Verhaltensanalyse. Die Zahlen in den Klammern geben an, in welcher Reihenfolge die Kästchen bei der Analyse bearbeitet werden sollen.
   Die Pfeile in der Abbildung zeigen, dass im Alltag meist zunächst eine bestimmte Situation entsteht, in der das Kind oder die Eltern selbst bestimmte Gedanken oder Gefühle haben. Diese führen dann zu einem bestimmten Verhalten, das wiederum ein bestimmtes Ergebnis zur Folge hat.

Sitzung 3

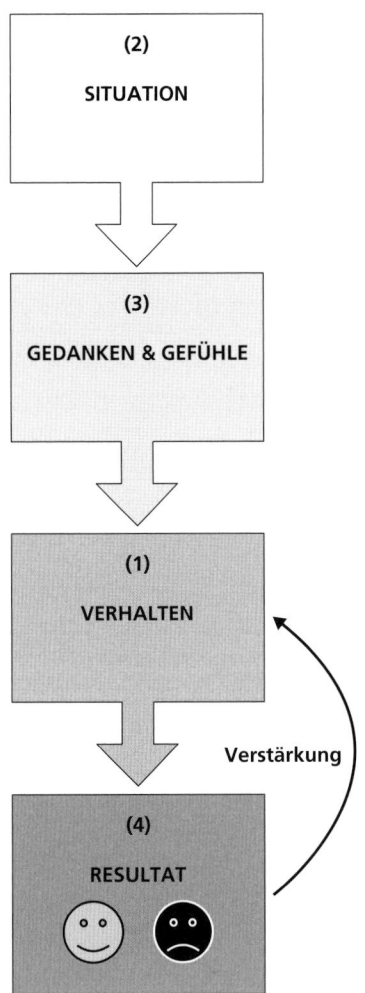

Abb. 5:
Vorgehen bei der
Verhaltensanalyse

Elternmanual S. 37

2. Schritt: Was ist das ZIEL?
Mithilfe einer Verhaltensanalyse kann man nicht nur erkennen, wo ein bestimmtes Verhalten herkommt und warum es bestehen bleibt. Die Verhaltensanalyse kann in einem nächsten Schritt auch dabei helfen, herauszufinden, was man ändern muss, damit sich das Verhalten bessert.

Folie 2.3 und/oder
Folie 2.4: Bsp. Ver-
haltensanalyse/Ver-
haltensänderung

Therapeuten

Mit den Eltern besprechen, in welcher der Beispielverhaltensanalysen aus E1 sie sich wiederfinden können.

Folie 2.3 und **2.4** *(Beispielverhaltensanalysen aus E1)* zeigen und erläutern. Dabei zunächst die rechte Seite (rechtes Beispiel) der Folie abdecken. Anschließend kann der direkte Vergleich gezogen und auf den entscheidenden Unterschied hingewiesen werden. Je nach Zusammensetzung der Gruppe (das heißt, ob die Mehrzahl der Kinder eine behaviorale Insomnie vom Typ Einschlafassoziation oder vom Typ Limit-Setting hat) kann entschieden werden, welches der beiden Beispiele bei der Erläuterung der Verhaltensanalyse verwendet wird.

Ziel:
Erkenntnis, warum sich unerwünschte Verhaltensweisen sowohl beim Kind als auch bei den Eltern ständig wiederholen.
   Es werden kurzfristige Verstärker wirksam. Sowohl die Eltern als auch das Kind haben einen Gewinn:

- Das Kind bekommt noch eine Geschichte bzw. mehr Aufmerksamkeit und muss noch nicht ins Bett.
- Die Eltern sind nicht länger dem Widerstand und dem Weinen des Kindes ausgesetzt.

Vorgehen:
Herausarbeiten, was das gewohnte Verhalten auf Seiten des Kindes und auf Seiten der Eltern ist und was ihr Ziel ist (in ▶ **Abbildung 7** eintragen lassen).

Auf der folgenden Seite befindet sich sowohl ein Beispiel für eine Verhaltensanalyse (linke Seite) als auch das dazugehörige Beispiel für eine mögliche Verhaltensänderung (rechte Seite), die zu einer Verbesserung des Problems führen soll.

Verhaltensanalyse: Das Verhalten, das in diesem Fall erklärt und verändert werden soll, ist das Quengeln bzw. die Weigerung des Kindes, nach einer Geschichte ins Bett zu gehen und das darauf folgende Nachgeben der Eltern. Die Situation, in der dieses Verhalten auftritt, ist die, dass die Gute-Nacht-Geschichte zu Ende ist und das Kind jetzt ins Bett gehen soll. Die Eltern machen sich in dieser Situation schon Sorgen, dass es dieses Problem geben könnte, bevor das Kind sich überhaupt weigert, ins Bett zu gehen, und sind deshalb schon vorher angespannt und nervös. Das Resultat bzw. die Folge des beschriebenen Verhaltens ist, dass das Kind noch eine Geschichte bzw. Aufmerksamkeit erhält, anstatt ins Bett zu müssen und dass die Eltern zumindest in diesem Moment nicht mit dem Kind kämpfen müssen. Langfristig lernen Eltern und Kind, dass ihr Verhalten (Widerstand beim Kind und Nachgeben bei den Eltern) Vorteile hat und verhalten sich beim nächsten Mal wieder so.

Therapeuten

Im folgenden Abschnitt deutlich machen, dass beim Setzen und konsequenten Durchhalten von Grenzen zunächst mit einer Verstärkung des Widerstands des Kindes zu rechnen ist, der jedoch mit der Zeit abnimmt, wenn die Eltern nicht nachgeben.

Verhaltensänderung: Was die Eltern in diesem Beispiel geändert haben, ist, dass sie mit ihrem Kind vorab eine Regel eingeführt haben: »Es gibt nur eine Geschichte, danach gehst du ins Bett.« In der Situation erinnern die Eltern sich selbst und auch ihr Kind an diese Vereinbarung und sorgen dafür, dass sie eingehalten wird, indem sie nicht nachgeben. Das Kind versucht zunächst, sich durch stärkeren Widerstand durchzusetzen, beruhigt sich aber mit der Zeit, da die Eltern konsequent bleiben. Dadurch lernen die Eltern, dass ihr konsequentes Verhalten zu einer Verbesserung führt. Das Kind lernt, dass sein früheres Verhalten nicht mehr hilft und weigert sich beim nächsten Mal weniger stark.

3.2.1 Verhaltensanalyse zum Beispiel »Ängstlichkeit: Nicht alleine schlafen können«

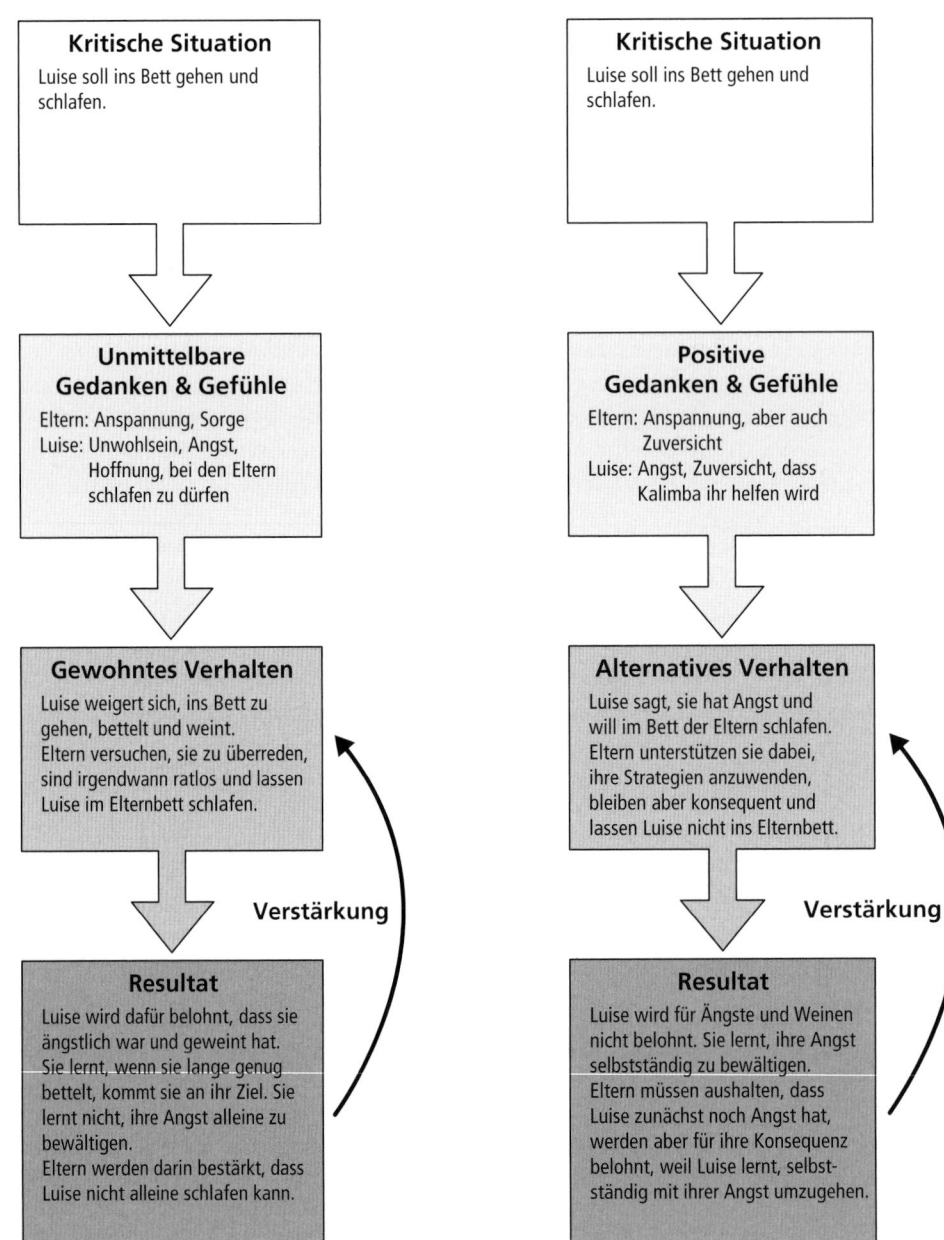

Kritische Situation
Luise soll ins Bett gehen und schlafen.

Unmittelbare Gedanken & Gefühle
Eltern: Anspannung, Sorge
Luise: Unwohlsein, Angst, Hoffnung, bei den Eltern schlafen zu dürfen

Gewohntes Verhalten
Luise weigert sich, ins Bett zu gehen, bettelt und weint.
Eltern versuchen, sie zu überreden, sind irgendwann ratlos und lassen Luise im Elternbett schlafen.

Verstärkung

Resultat
Luise wird dafür belohnt, dass sie ängstlich war und geweint hat. Sie lernt, wenn sie lange genug bettelt, kommt sie an ihr Ziel. Sie lernt nicht, ihre Angst alleine zu bewältigen.
Eltern werden darin bestärkt, dass Luise nicht alleine schlafen kann.

Kritische Situation
Luise soll ins Bett gehen und schlafen.

Positive Gedanken & Gefühle
Eltern: Anspannung, aber auch Zuversicht
Luise: Angst, Zuversicht, dass Kalimba ihr helfen wird

Alternatives Verhalten
Luise sagt, sie hat Angst und will im Bett der Eltern schlafen. Eltern unterstützen sie dabei, ihre Strategien anzuwenden, bleiben aber konsequent und lassen Luise nicht ins Elternbett.

Verstärkung

Resultat
Luise wird für Ängste und Weinen nicht belohnt. Sie lernt, ihre Angst selbstständig zu bewältigen.
Eltern müssen aushalten, dass Luise zunächst noch Angst hat, werden aber für ihre Konsequenz belohnt, weil Luise lernt, selbstständig mit ihrer Angst umzugehen.

Abb. 6a:
Verhaltensanalyse »Ängstlichkeit: Nicht alleine schlafen können«

3.2.2 Verhaltensanalyse zum Beispiel »Kind will nicht ins Bett«

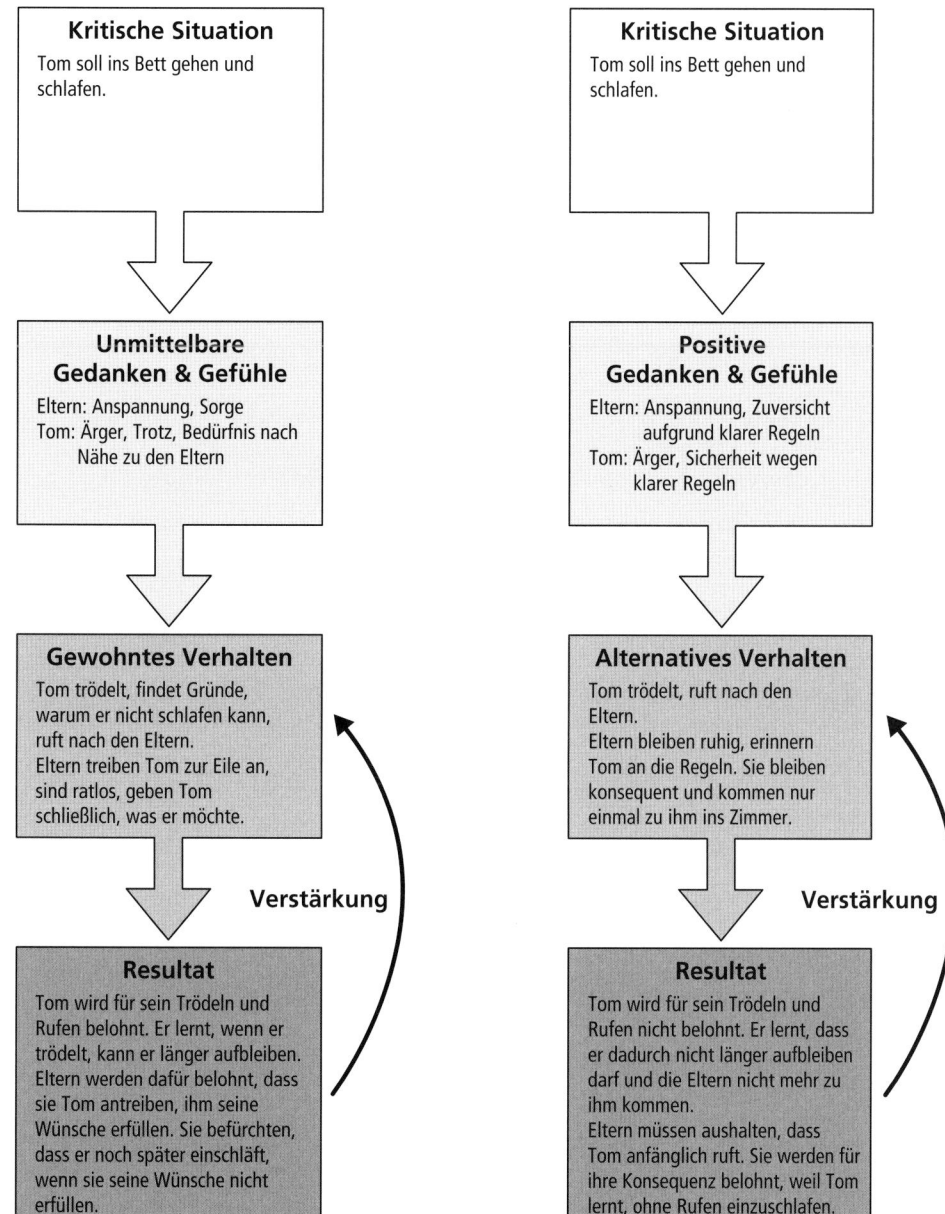

Abb. 6b:
Verhaltensanalyse: »Kind will nicht ins Bett«

3.2.3 Übung für die Eltern

Therapeuten

Jedes Elternpaar soll kurz überlegen, welches Problem aktuell vorrangig ist bzw. welches als erstes bearbeitet werden soll, und dieses anschließend in einer kurzen Runde vorstellen. Falls nötig, sollen Problem und Ziel durch gezieltes Nachfragen konkretisiert werden.

Elternmanual S. 39

Die Eltern sollen sich eine schwierige Situation im Zusammenhang mit dem Schlafverhalten ihres Kindes überlegen. Sie sollen dabei die ▶ **Abbildung 7** verwenden, um eine Verhaltensanalyse für diese Situation zu machen. Sie versuchen dabei zunächst, den linken Teil der Abbildung auszufüllen und den typischen Ablauf in einer schwierigen Situation zu erarbeiten.

Daraufhin bearbeiten sie den rechten Teil der Abbildung und überlegen sich, wie sie ihre gewohnten Reaktionen so verändern können, dass sie durch ihr Verhalten das unerwünschte Verhalten ihres Kindes verändern.

81

Bei dieser Veränderung des Verhaltens können den Eltern folgende Fragen helfen:

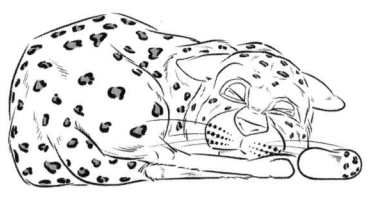

- Wann und wo ist es günstig, eine Veränderung zu versuchen?
- Wann hat dies schon einmal geklappt und warum? Was ist da passiert?

 Die Eltern sollen die folgende Abbildung bis zur nächsten Elternsitzung E3 ausfüllen.

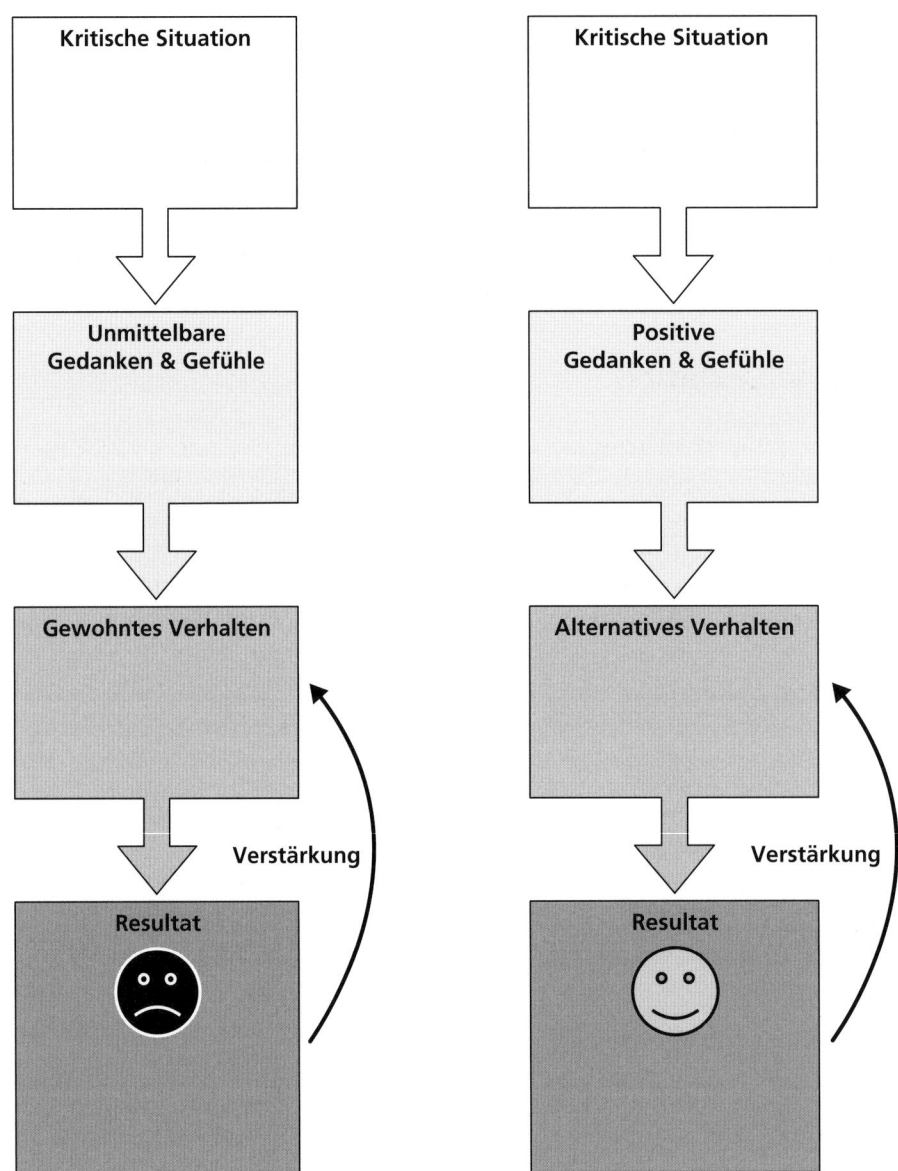

Abb. 7:
Übung:
Verhaltensanalyse
und Verhaltensänderung

Elternmanual S. 41   *Schritt 3: Wie sieht die UMSETZUNG aus?*
Bei der Umsetzung der Ziele können folgende günstige Verhaltensweisen sowie die Ausarbeitung eines Planes helfen.

3.3 Erziehungsstrategien

3.3.1 Struktur

Rituale, Regeln und Grenzen schaffen Verlässlichkeit und Sicherheit. Eine gleichbleibende Struktur (z. B. konstante Zeiten für die Mahlzeiten, regelmäßige Aufsteh- und Zubettgehzeiten) und auch ein Abendritual helfen dem Kind, einen Tagesrhythmus zu entwickeln, der sich positiv auf den Schlaf auswirkt. Wenn das Abendritual immer gleich abläuft, werden die einzelnen Elemente des Rituals zu Hinweisen für die jeweils folgenden Ereignisse. Ziel ist es, dass das Kind z. B. bereits nach dem Abendessen weiß, wie der Abend weiter verlaufen wird. Ein Beispielabend: Abendessen, Tagesrückblick, Zähneputzen, Kuscheln, Einschlafgeschichte, Beten, Schlafen.

So entsteht eine verlässliche und für das Kind vorhersehbare Kette von Handlungen und Ereignissen, die schließlich im Schlaf mündet. Die Eltern sollen darauf achten, dass ihre Handlungen für ihr Kind eindeutig sind und ihr Kind direkt für erwünschtes Verhalten belohnen, z. B. durch Lob.

Bei der Einführung solcher Strukturen können die in E1 besprochenen Elemente (z. B. Tagesrückblick, Muss- und Kann-Regeln, Rituale, Einschlafgeschichten) helfen.

Struktur

3.3.2 Kommunikation

Es ist von entscheidender Bedeutung, dass die Eltern über alles, was sie in Bezug auf die Schlafsituation ihres Kindes verändern wollen, mit ihrem Kind sprechen – und zwar bevor etwas Neues eingeführt wird.

Dazu sollten sie sich zuvor klar werden, welches Verhalten sie von ihrem Kind erwarten und welche Konsequenzen sie einsetzen werden, wenn sich ihr Kind nicht so verhält, wie sie es von ihm erwarten. Sie sollten möglichst verhaltensnahe Formulierungen ihrer Erwartungen und der Konsequenzen finden. Es sollte bspw. eher gesagt werden »Wenn du heute Abend, nachdem du ins Bett gegangen bist, ruhig liegen bleibst, bekommst du morgen einen Sticker.« statt: »Wenn du dich heute Abend gut benimmst, gibt's eine Belohnung.« Nur so können die Eltern davon ausgehen, dass ihr Kind die Folgen seines Handelns begreift und sich dementsprechend verhalten wird.

Zum Kommunizieren sollten die Eltern Situationen mit möglichst wenig Ablenkung suchen, damit ihr Kind seine Aufmerksamkeit voll auf ihre Erklärungen lenken kann. Sie sollten deutlich machen, was sie verändern wollen und was sie von ihrem Kind erwarten. Dabei sollten sie auch genau neue Abläufe und Regeln erklären und klar stellen, wie sie sich verhalten werden und welche Konsequenzen welches Verhalten ihres Kindes haben wird.

Kommunikation

Aufmerksamkeit

3.3.3 Einigkeit der Eltern

… hinsichtlich des Änderungsbedarfs: Wenn beide Eltern der Überzeugung sind, dass aufgrund des bestehenden Schlafproblems etwas geändert werden muss, ist ein großer Schritt in Richtung Besserung bereits getan. Umgekehrt sind die Aussichten auf Erfolg gering, wenn sich ein Elternteil Änderungsmaßnahmen entgegenstellt. Einigkeit in diesem Punkt ist eine wichtige Voraussetzung.

Folie 2.5:
Einigkeit bei Erziehung
Elternmanual S. 42

… hinsichtlich der zu ergreifenden Maßnahmen: Wenn Punkt 1 zutrifft, geht es im nächsten Schritt darum, sich auf eine Strategie zu einigen. Auch hier ist es wichtig, dass beide Eltern kooperieren.

Einigkeit

… gegenüber dem Kind: Gegenüber ihrem Kind sollten die Eltern in ihrem Verhalten an einem Strang ziehen und gemeinsam vertreten, was sie erreichen wollen. Sie drücken durch ihre Einigkeit die Bedeutung aus, die ihr Anliegen hat, und geben ihrem Kind Sicherheit. Wenn es widersprüchliche Signale von ihnen erhält, weiß es nicht, was es glauben, denken und tun

Sitzung 3

soll. Das führt zu Verwirrung und Unsicherheit und würde eher neue Schwierigkeiten schaffen als alte zu beheben.

Alle drei Punkte sind eine wichtige Voraussetzung für einen erfolgreichen Umgang mit dem Schlafproblem des Kindes.

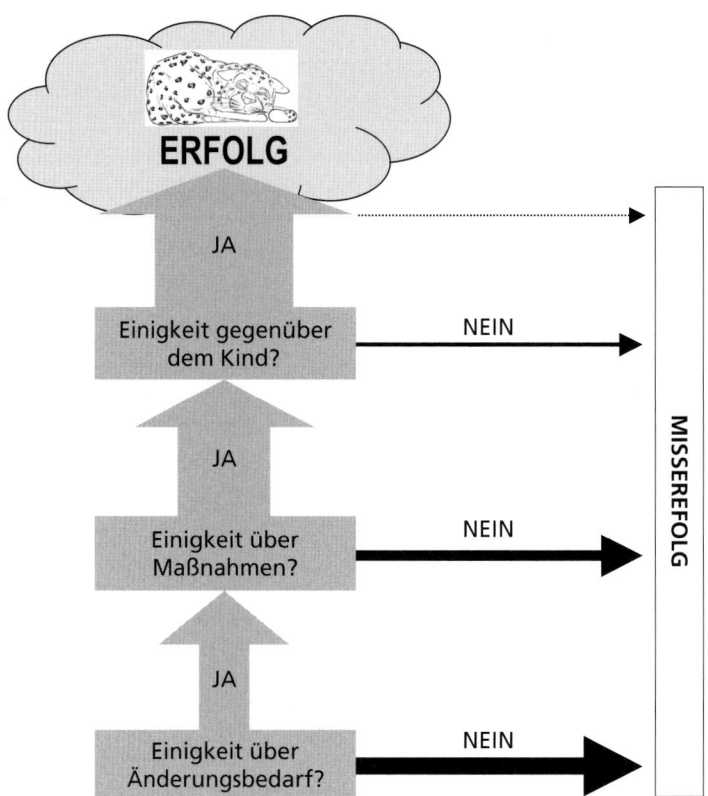

Abb. 8
Einigkeit auf verschiedenen Ebenen als Voraussetzung für Erfolg beim Umgang mit Schlafproblemen

3.3.4 Konsequent sein und Grenzen setzen

Elternmanual S. 43

Im Folgenden soll verdeutlicht werden, weshalb elterliche Konsequenz außerordentlich wichtig für die Entwicklung eines Kindes ist.

Konsequenz

Es ist wichtig, dass die Eltern tun, was sie gesagt und angekündigt haben: Worte und Taten müssen übereinstimmen, genauso wie verbale Äußerungen und Körpersprache zueinander passen müssen. Außerdem sollten die Eltern sich einig sein, d. h. an einem Strang ziehen, damit das Kind weiß, woran es ist und was von ihm erwartet wird. Ihr Verhalten soll ferner über die Zeit hinweg konstant sein. Nur so kann das Kind die Eltern und ihre Regeln ernst nehmen.

Therapeuten

Regeln und Grenzen

Der Therapeut verdeutlicht die Bedeutung von Grenzen und Regeln anhand einer Wand. So erklärt er die Bedeutung von Verlässlichkeit dieser Regeln und Grenzen mit dem Beispiel der Haltbarkeit und Verlässlichkeit einer Wand.

»Wenn ich also nun hier zu der Wand gehe und mich anlehne, so weiß ich, dass diese Wand mich aushalten wird. Sie wird mich stützen und tragen und ich kann mich anlehnen. Dies habe ich, dies haben Sie gelernt. Eine Wand hält und ich kann mich anlehnen. Genau so geht es den Kindern mit den Regeln und Grenzen, die Sie aufstellen. Ihre Kinder müssen ebenfalls prüfen, ob diese Regeln und Grenzen wirklich halten oder ob sie beim kleinsten Widerstand einbrechen. Daher müssen Ihre Kinder diese testen. Um dann zu lernen, ob diese belastbar sind oder nicht. Ihre Aufgabe ist es, Ihren Kindern diese Sicherheit zu vermitteln.«

Warum brauchen Kinder Grenzen?

Kinder durchlaufen von der Geburt bis zum Erwachsenenalter einen grundlegenden Prozess: von der völligen Abhängigkeit als Neugeborene bis zur Selbstständigkeit. Sie leben in ihrer kindlichen, magischen Welt, in der alles möglich scheint. Das ist auch eine wichtige, nahezu unerschöpfliche Quelle, die wir in der Hypnotherapie nutzen: Kinder finden hierdurch leichter neue Möglichkeiten und Lösungen.

Elternmanual S. 43

Kinder brauchen die Orientierung durch die Eltern und die Umgebung, um ihren Platz in der Welt und in der Familie zu finden. Grenzen, die gesetzt werden, geben Sicherheit, auch wenn zunächst häufig dagegen angerannt wird. Stabilität und Sicherheit werden jedoch nur vermittelt, wenn die Strukturen Bestand haben. Etwas, wogegen man rebellieren kann, ist auch etwas, das Schutz und Sicherheit gewährt. Ohne solche Anhaltspunkte sind Kinder verwirrt – wenn sie nicht wissen, woran sie sich halten sollen, fehlt ihnen der Halt im Leben.

Deshalb ist Konsequenz derart bedeutend: Die Eltern geben ihrem Kind mit konsequentem Verhalten Sicherheit, Orientierung und Halt und helfen ihm, seinen Platz im Leben zu finden. Die Eltern sind die Vertrauensperson, auf die sich ihr Kind verlassen kann und die es fürs Großwerden braucht.

Eltern

Durch *Konsequenz* geleiten Sie Ihrem Kind den Weg zum selbstständigen Handeln – *wie ein Kompass!*

Elternmanual S. 43

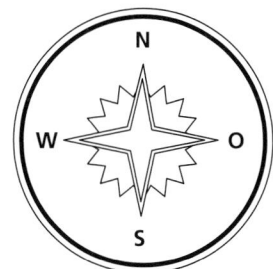

3.3.5 Selbstständigkeit beim Schlafen

Die beschriebenen Erziehungsstrategien helfen dem Kind, selbstständig zu schlafen. Dabei lassen sich zwei Punkte unterscheiden:

Selbstständigkeit

1. *Selbstständig handeln*: Damit sind Verhaltensweisen gemeint, von denen das Kind gelernt hat, sie mit dem Schlafen zu verbinden: Trinken, Fernsehen, Anwesenheit einer bestimmten Person etc. beim Einschlafen. Hier besteht das Ziel für das Kind darin, von solchen äußeren Faktoren unabhängig zu werden.
2. *Alleine schlafen können*: Selbstständig – im eigenen Bett und im eigenen Zimmer – zu schlafen, ist für Kinder wichtig bei dem Prozess, sich ohne Angst von den Eltern trennen zu können und sich als eigenständige Person zu sehen. Kinder sollen auf ihr eigenes Bett stolz sein und das Kinderzimmer soll seine Funktion als Schutzraum behalten.

Warum ist Selbstständigkeit beim Schlafen wichtig?

Kinder werden im Laufe ihres Lebens Schritt für Schritt selbstständiger, um als Erwachsene ihr Leben gut meistern zu können. Auch das selbstständige Schlafen gehört zum Erwachsenwerden und wird bei den meisten Kindern spätestens im Grundschulalter gelernt. Wenn das Kind genau wie alle anderen Kinder in seinem Alter alleine schlafen kann, wird es stolz darauf sein. Dies fördert das Selbstbewusstsein und die weitere Entwicklung des Kindes.

Auf diesem Weg helfen die Eltern ihrem Kind am besten, indem sie es dabei unterstützen, sich selbst zu helfen. Sie zeigen ihrem Kind, dass sie Vertrauen in seine Fähigkeiten haben.

Wichtig: Kinder können und wollen das lernen, aber sie brauchen auch die Gelegenheit dazu.

3.3.6 Einen Plan machen … Übung für die Eltern

Elternmanual S. 44

Die Eltern gehen die Punkte »Einigkeit«, »Konsequenz« und »Selbstständigkeit« nochmals durch. Sie suchen eine Situation aus, die mit dem Schlaf- oder Zubettgehverhalten ihres Kindes zu tun hat und die sie als schwierig empfinden. Für diese Situation gehen sie die folgenden Fragen Schritt für Schritt durch. Sie formulieren für diese Fragen jeweils ihr Ziel und versuchen, es positiv auszudrücken. Hierfür benutzen die Eltern dieses Arbeitsblatt. Es ist außerdem sehr sinnvoll, diese Schritte in Zukunft auch auf andere Situationen anzuwenden.

Beantworten Sie die folgenden Fragen bis zur nächsten Elternsitzung.

Was will ich ändern?

_____

Was ist der erste Schritt?
Wie könnten wir vorgehen?

_____

Wofür entscheiden wir uns? Warum entscheiden wir uns für diese Lösung?

_____

Wie sagen wir es unserem Kind?

_____

Wie können wir unser Kind unterstützen und es belohnen?

_____

Welche Probleme können bei der Umsetzung unseres Plans auftreten? Was können wir dann tun?

_____

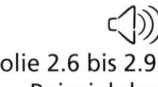

Folie 2.6 bis 2.9: Beispielplan zur Verhaltensänderung

> **Therapeuten**
>
> **Folie 2.6** bis **2.9** mit dem folgenden Beispiel zeigen und erläutern. Auch hier kann wieder entschieden werden, welches Beispiel in der Sitzung bearbeitet wird, je nach Zusammensetzung der Gruppe. Zu Beginn den *Unterschied zwischen Negativ- und Positivformulierungen* hervorheben:
>
> Negativformulierungen sagen nur etwas darüber aus, was man nicht will, aber nichts darüber, wie es stattdessen sein soll. Positivformulierungen können dies jedoch ausdrücken. Sie geben an, was man tun muss.
>
> So zwingt man die Eltern auch, ganz nah an der Problematik auf der Verhaltensebene zu bleiben und dort konkrete, verhaltensnahe Veränderungsziele zu finden, die realistisch und umsetzbar sind.

3.3.7 Beispiel zur Verhaltensanalyse »Ängstlichkeit: Nicht allein schlafen können«

Was will ich ändern?

Dass Luise nicht mehr zu uns ins Elternbett kommt. (→ Negativformulierung)

Luise sollte allein in ihrem Bett einschlafen und lernen, selbstständig mit ihrer Angst umzugehen. (→ Positivformulierung)

Dabei darauf achten, dass sich beide Elternteile in ihrem Veränderungswunsch einig sind.

Was ist der erste Schritt?

Wie könnten wir vorgehen?

Da Luise Angst hat, wenn sie alleine in ihrem Zimmer einschlafen soll, überlegen wir uns Möglichkeiten, wie wir ihr helfen können, diese Angst zu bewältigen.

Wir haben dazu verschiedene Ideen:

- *Wir erinnern Luise daran, dass sie nun Kalimba mit seinem Mut-Mach-Fleck hat, der ihr hilft, besser zu schlafen.*
- *Wir besorgen ein Moskitonetz, das wir zur Abwehr der Monster, vor denen sich Luise fürchtet, wenn sie alleine in ihrem Bett liegt, über ihrem Bett aufhängen.*
- *Luise bekommt drei Bälle von uns. Sie hat die Möglichkeit, dreimal zu uns zu kommen, wenn sie Angst hat und muss dann jedes Mal einen ihrer Bälle bei uns abgeben, wenn sie kommt.*
- *Wenn Luise Angst hat, ist es für sie hilfreich, wenn wir ihr Sicherheit vermitteln. Wir geben ihr deshalb ein Seil in die Hand, das einer von uns an seinem Handgelenk befestigt. An diesem Seil kann sie ziehen, damit einer von uns zu ihr kommt.*
- *Wir erfinden eine Geschichte für Luise, die so ähnlich ist wie die Einschlafgeschichten von Kalimba und in der ein Mädchen dieselben Ängste hat, mit denen sie lernt umzugehen.*
- *Wir streichen den dunklen Kleiderschrank, vor dem Luise nachts Angst hat, in einer hellen, bunten Farbe. Luise hilft dabei mit und lernt so, dass sie selbst etwas tun kann.*
- *Luise bekommt eine »Monster-Schreck-Taschenlampe« mit an ihr Bett. Wenn sie Angst bekommt, kann sie mit dieser Taschenlampe kurz nachschauen, ob alles in Ordnung ist und die Monster vertreiben.*
- *Wir basteln gemeinsam mit Luise einen »Monster-Käfig«, in den Luise die Monster einsperren kann, bevor sie ins Bett geht.*
- *Wir basteln gemeinsam mit Luise ein »Für Monster ist hier Betreten verboten«-Schild, das sie an ihrer Zimmertür aufhängen kann, so dass die Monster draußen bleiben.*

Wofür entscheiden wir uns? Warum entscheiden wir uns für diese Lösung?

Wir entscheiden uns dafür, dass Luise drei Bälle mit an ihr Bett bekommt, von denen sie jeweils einen abgeben kann, wenn sie noch einmal zu uns kommen möchte. Diese Entscheidung treffen wir, weil diese Lösung zu Luises Alter passt und sie selbst diese Idee sehr gut findet. Außerdem finden wir es sehr gut, dass Luise so die Möglichkeit hat, noch einmal zu uns zu kommen, wenn sie Angst hat und nicht gleich alleine ist mit ihrer Angst. Wenn sie diesen Schritt geschafft hat, werden wir die Anzahl der Bälle dann immer weiter reduzieren, bis Luise gelernt hat, mit ihrer Angst umzugehen und sie die Bälle nicht mehr benötigen wird. Zusätzlich dazu bekommt Luise eine Taschenlampe an ihr Bett, die sie als »Monster-Schreck« verwenden kann, wenn sie alleine im Bett Angst bekommt.

Wir wollen diese Lösung für mindestens eine Woche mit Luise ausprobieren, da sie an den ersten Abenden wahrscheinlich noch Probleme haben wird, wir uns aber nicht zu schnell entmutigen lassen wollen.

Wie sagen wir es unserem Kind?

Wir besprechen mit Luise beim Abendessen, dass wir uns überlegt haben, dass sie ja nun hier beim Training mitmacht und Kalimba mit seinen Zauberflecken hat. Wir sagen ihr, dass wir jetzt glauben, dass sie sehr gut allein in ihrem Bett schlafen könne, wo sie so viel Hilfe von Kalimba und dem Schlafstern bekommt. Außerdem weiß sie ja, dass wir immer nebenan sind.

Randnotizen:
Elternmanual S. 46

Zwischenziele finden, die das Kind fordern, aber nicht überfordern

Kind die neue Regel erklären

Kind an Strategien erinnern

Sitzung 3

Eltern glauben an Erfolg des Kindes	*Luise bekommt nun die drei Bälle von uns, von denen sie immer einen abgeben muss, wenn sie noch einmal zu uns kommt und wir sie zurück in ihr Bett bringen.*

Belohnungssystem

Wie können wir unser Kind unterstützen und belohnen?
Da es für Luise am Anfang nicht leicht sein wird, alleine in ihrem Bett zu schlafen, überlegen wir uns ein Belohnungssystem, um sie zu motivieren, allein zu schlafen.

Gemeinsam mit Luise überlegen wir uns, in einen Kalender jedes Mal am Morgen Pluspunkte einzutragen, wenn Luise zurückgegangen ist. Für 15 Pluspunkte hintereinander vereinbaren wir gemeinsam eine Belohnung. Hält sich Luise nicht an die Abmachung, entfällt der jeweilige Pluspunkt.

Stufe 1:
Wenn Luise an einem Abend gar nicht kommt und am nächsten Morgen noch alle drei Bälle hat, bekommt sie vier Pluspunkte.
Stufe 2:
Wenn Luise an einem Abend einmal kommt und am nächsten Morgen noch zwei Bälle übrig hat, bekommt sie drei Pluspunkte.
Stufe 3:
Wenn Luise an einem Abend zweimal kommt und am nächsten Morgen noch einen Ball übrig hat, bekommt sie zwei Pluspunkte.
Stufe 4:
Wenn Luise an einem Abend dreimal kommt und am nächsten Morgen keinen Ball übrig hat, bekommt sie einen Pluspunkt.
Stufe 5:
Wenn Luise an einem Abend öfter als dreimal kommt, bekommt sie keine Pluspunkte.

Vorbereitung auf mögliche Hindernisse

Welche Probleme können bei der Umsetzung unseres Plans auftreten? Was können wir dann tun?
Das Hauptproblem wird sein, dass es uns schwer fallen könnte, es auszuhalten, wenn Luise Angst hat und deshalb die Gefahr besteht, dass wir nachgeben. Deshalb haben wir uns überlegt, uns abzuwechseln, wenn wir Luise zurückbringen, damit klar ist, wer geht und wir Eltern nicht erst selbst darüber diskutieren müssen.

Zeitlichen Rahmen festlegen

Gleichzeitig wissen wir, dass wir mit Luises Protest zu rechnen haben, aber darauf immer nur so reagieren, dass wir sagen: »Luise, du hast nun zusammen mit Kalimba gelernt, wie du alleine in deinem Bett schlafen kannst. Wir sind davon überzeugt, dass du das jetzt kannst. Außerdem kannst du ja dreimal zu uns kommen, wenn du Angst hast, denn du hast ja deine Bälle.« Wir unterstützen Luise, indem wir mit ihr die Strategien aus dem Training üben und sie daran erinnern, sie anzuwenden, dennoch geben wir nicht nach. Für den Fall, dass einer von uns droht nachzugeben, vereinbaren wir ein geheimes Zeichen, mit dem der andere den Partner darauf hinweist, dies nicht zu tun. Falls einer von uns von unserer Vereinbarung abweichen möchte, vereinbaren wir, dass dies nur in Absprache mit dem Partner geschehen darf.

3.3.8 Beispiel zur Verhaltensanalyse »Kind will nicht ins Bett«

Elternmanual S. 48

Was will ich ändern?
Dass Tom ins Bett geht, ohne zu trödeln und ohne Ausreden zu finden, warum er nicht schlafen kann. (→ Negativformulierung)

Tom sollte abends nach einem vereinbarten Zubettgehritual, für das wir genau festgelegt haben, wie lange es dauert, ins Bett gehen und dort bleiben. (→ Positivformulierung)

Dabei darauf achten, dass sich beide Elternteile in ihrem Veränderungswunsch einig sind.

Zwischenziele finden, die das Kind fordern, aber nicht überfordern

Was ist der erste Schritt?
Wie könnten wir vorgehen?

Wir vereinbaren, dass wir mit Tom die Regeln für das Zubettgehritual und die Zubettgeh-zeit ganz genau ausmachen und auch schriftlich für ihn festhalten, damit er nachschauen kann, wenn er sich nicht mehr sicher ist. Außerdem können wir ihm dann sagen, dass er nachschauen kann und dass wir diese Regeln gemeinsam für ihn vereinbart haben.

Wofür entscheiden wir uns? Warum entscheiden wir uns für diese Lösung?
Da Tom nicht ins Bett gehen möchte und deshalb immer wieder etwas findet, das er noch braucht, um schlafen zu können und wir uns sicher sind, dass er keine Angst hat, sondern seinen Willen durchsetzen will, entscheiden wir, dass wir in der nächsten Zeit sehr konse-quent darauf achten, dass Tom die Regeln auch einhält, die wir mit ihm vereinbaren.
Wir wollen diese Regeln mindestens einen Monat lang konsequent durchhalten, damit sich Tom an die Regeln gewöhnen kann und lernt, sie einzuhalten.

Wie sagen wir es unserem Kind?
Wir besprechen mit Tom beim Abendessen, dass wir uns überlegt haben, dass wir nun, wie es auch Kalimba erklärt hat, ein Zubettgehritual vereinbaren möchten, das wir dann auch genau einhalten wollen. Wir vereinbaren, dass es eine feste Zubettgehzeit geben wird, zu der Tom ab jetzt jeden Abend ins Bett geht. Wir sagen Tom gemeinsam, dass wir fest dar-an glauben, dass er dies mit Kalimbas Hilfe schaffen kann.

Kind die neue Regel erklären

Kind an Strategien erinnern

Eltern glauben an Erfolg des Kindes Belohnungssystem

Wie können wir unser Kind unterstützen und belohnen?
Da es für Tom am Anfang nicht leicht sein wird, sich an die neuen Regeln zu halten und jeden Abend zur gleichen Zeit ins Bett zu gehen, vereinbaren wir mit Tom ein Belohnungs-system, um ihn zu motivieren.
Gemeinsam mit Tom überlegen wir uns, in einen Kalender jedes Mal am Morgen Plus-punkte einzutragen, wenn Tom sich an die vereinbarten Regeln für das Zubettgehen ge-halten hat. Für 10 Pluspunkte hintereinander vereinbaren wir gemeinsam eine Belohnung. Hält sich Tom nicht an die Abmachung, entfällt der jeweilige Pluspunkt.

Stufe 1:
Wenn sich Tom am Abend an alle Regeln und an das Zubettgehritual hält und gar nicht nach uns ruft, bekommt er zwei Pluspunkte.
Stufe 2:
Wenn Tom am Abend noch einmal nach uns ruft, bekommt er einen Pluspunkt.
Stufe 3:
Wenn sich Tom am Abend nicht an die Regeln hält und mehr als einmal nach uns ruft, bekommt er keinen Pluspunkt.

Welche Probleme können bei der Umsetzung unseres Plans auftreten? Was können wir dann tun?
Das Hauptproblem wird sein, dass Tom am Anfang wahrscheinlich versuchen wird, sich durchzusetzen und weiter länger aufzubleiben. Deshalb haben wir uns überlegt, dass wir uns abends abwechseln, wenn wir Tom ins Bett bringen.
Gleichzeitig wissen wir, dass wir mit Toms Protest zu rechnen haben, aber darauf immer nur so reagieren, dass wir sagen: »Tom, du hast nun mit Kalimba gelernt, besser zu schla-fen und wir haben feste Regeln vereinbart, an die wir uns alle halten wollen. Wenn du dich nicht an die Regeln hältst, dann kennst du die Konsequenzen. Du bekommt dann keinen Pluspunkt.«
Für den Fall, dass einer von uns droht nachzugeben, vereinbaren wir ein geheimes Zei-chen, mit dem der andere den Partner darauf hinweist, dies nicht zu tun. Falls einer von uns von unserer Abmachung abweichen möchte, vereinbaren wir, dass dies nur in Abspra-che mit dem Partner geschehen darf.

Vorbereitung auf mögliche Hindernisse

Sitzung 3

3.4 Anwendung positiver Verstärkung: Entwickeln eines weiterführenden Belohnungssystems

Elternmanual S. 50

Belohnungssystem

Es geht darum, ein weiterführendes Belohnungssystem zu entwickeln, das nach dem Training zuhause mit dem Kind vereinbart wird. Ziel ist es, den Mechanismus der positiven Verstärkung durch klar abgesprochene Vereinbarungen weiter zu nutzen und langsam ausschleichen zu lassen. Dann sollte das Problemverhalten verschwunden und das gewünschte Verhalten etabliert sein. Dabei wird zusätzlich langfristig eine positive Eltern-Kind-Interaktion erreicht. Das neue Belohnungssystem sollte folgende Eigenschaften haben:

- Es soll sich über vier Wochen nach dem letzten Kindertreffen erstrecken.
- Die Eltern formulieren ihrem Kind gegenüber klar, welches Verhalten von ihm erwartet wird. Die Eltern sollten dabei gemeinsam und als eine Stimme (*Einigkeit*) auftreten.
- Sie formulieren gegenüber ihrem Kind verständlich und klar (*Kommunikation*), welche Konsequenzen ein Nicht-Einhalten der Vereinbarung hat, nämlich das Ausbleiben der gewünschten Belohnung. Beide Eltern zeigen *Konsequenz* in der Verfolgung dieser Vereinbarung.
- Die Eltern loben ihr Kind für das Zeigen erwünschten Verhaltens (*positive Verstärkung*), immer möglichst zeitnah.
- Am Ende der vier Wochen sollte eine angemessen große – nicht zu große, nicht zu kleine – und für das Kind sehr attraktive Belohnung stehen. Die Belohnung sollte wiederum nicht rein materieller Natur sein. Die Eltern sollten an Folgendes denken: Die Zeit, die die Eltern vorher mit Streit mit ihrem Kind verbracht haben, sollten sie nun besser in eine schöne gemeinsame Aktivität investieren.

Tipp

Gut funktionieren auch Wochenziele, die für das Kind attraktiv und erreichbar sind! So motivieren die Eltern es mitzumachen und bis zum Ende bei der Stange zu bleiben! Außerdem bleibt der Zeitraum, in dem das Kind seine Punkt sammelt, für das Kind selbst leichter überschaubar.

Da die Eltern bereits wissen, wann der Belohnungssystemzeitraum vorbei ist, sollten sie schon zu Beginn einen Tag am Wochenende nach dem Ende des Belohnungssystemzeitraumes für das Einlösen der Belohnung reservieren. So gewährleisten sie, dass sie ihr Versprechen auch halten (*Konsequenz*) und kommen nicht durch kurzfristige Planung in Zeitnot.

3.4.1 Vorschlag für ein weiterführendes Belohnungssystem

Elternmanual S. 51

So könnte die Lösung der Eltern aussehen:

- Über vier Wochen hinweg soll das Kind möglichst täglich, aber mindestens fünfmal pro Woche eine KiSS-Trance seiner Wahl hören.
- Wenn es abends über Einschlafprobleme klagt, wird vereinbart, dass es zunächst versucht, mithilfe der Sorgenkiste, Kalimba, den Zauberflecken oder der Selbsthypnose einzuschlafen. Die Eltern sollen ihr Kind hier an seinen KiSS-Werkzeugkasten erinnern.
- Wenn diese beiden Vereinbarungen an einem Tag eingehalten wurden, darf das Kind einen Aufkleber in seine neue Schlafmappe kleben (*Belohnung, positive Verstärkung*).
- Wenn am Ende einer Woche sechs Aufkleber in der Mappe sind, bekommt das Kind eine neue große Kalimba-Mitmachkarte (das kann auch ein Bild, ein anderer Aufkleber etc. sein, das das Kind sammelt oder gerne hat). Dies zählt als ein »Wochenerfolg« (*Belohnung, positive Verstärkung, Wochenziele*).
- Es wurde vereinbart, dass die Eltern nach vier Wochen und drei »Wochenerfolgen« gemeinsam ins Erlebnisbad nach XY fahren. Diese Abmachung sollten sie möglichst zeitnah realisieren.

Hausaufgaben (Sitzung 3/E2)

... für Sie, die Eltern

Zum Abhaken

☐ 1. Bearbeiten Sie die Übung mit den Abbildungen zur Verhaltensanalyse und machen Sie, ähnlich wie im Beispiel, einen Plan, wie Sie das Verhalten Ihres Kindes verändern möchten.   Elternmanual S. 51

☐ 2. Entwickeln Sie die Fortsetzung des Belohnungssystems für einen Zeitraum von vier Wochen im Anschluss an das Training. Bedenken Sie dabei die gegebenen Ratschläge. Bereiten Sie dies so vor, dass Sie das neue Belohnungssystem in E3 vorstellen und besprechen können.

☐ 3. Bitte arbeiten Sie die Inhalte dieser Sitzung sorgfältig durch. Sie sind essentiell für einen Trainingserfolg.

☐ 4. Achten Sie darauf, dass Ihr Kind die Übungsaufkleber in seinen Mitmachbogen einklebt. Für jedes Mal Üben darf ein Aufkleber beim betreffenden Tag eingeklebt werden.

☐ 5. Bitte führen Sie das Schlafprotokoll vollständig und korrekt.

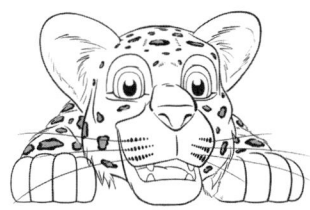

... für Ihr Kind

☐ 1. In dieser Woche sollte Ihr Kind die zweite Imaginationsübung anhören (Titel 2). Auch diese sollte es bis zur nächsten Kindersitzung mindestens fünfmal hören (täglich ist natürlich auch erlaubt!). Wie bereits erwähnt, empfehlen wir, hierfür eine fest eingerichtete Zeit einzuhalten. Ihr Kind sollte in dieser Zeit und in dem Raum, in dem es übt, unbedingt Ruhe haben und keinesfalls gestört werden! (Die Übung dauert etwa 15 Minuten.) Außerdem sollte Ihr Kind die *Selbsthypnoseübung* (Titel 3) mindestens an fünf Tagen hören (täglich ist natürlich auch erlaubt!). Für jeden Tag, an dem Ihr Kind beides geübt hat, darf es sich *einen Aufkleber* in seinen Mitmachbogen einkleben.

☐ 2. Ihr Kind sollte seine ersten ganz persönlichen eigenen Schlaf- und Zauberflecken auf seinem kleinen Kalimba bereits gefunden haben und dazu schreiben oder malen, wofür sie gut sind. Im Laufe des Trainings werden immer weitere Flecken hinzukommen.

☐ 3. Ihr Kind sollte seinen eigenen Schlafstern an einer von ihm auserkorenen und vom Bett aus gut sichtbaren Stelle anbringen.

Mitbringen (zu Sitzung 4, K2)

Die Eltern sollen bitte dafür sorgen, dass ihr Kind zu K2 Folgendes mitbringt:

- Seine *Sorgenkiste*
- Seine *Mitmachmappe*
- Seinen kleinen *Kalimba*
- Seine *Zeichnung von seinen magischen Schlafflecken auf Kalimba*
- Seine *Decke* zum Sitzen

3.5 Überblick über Kindersitzung K2 (Sitzung 4) und K3 (Sitzung 5) für die Eltern

Kindersitzung K2 und K3

> **Therapeuten**
>
> THERAPEUT geht die Inhalte der folgenden Kindersitzung K2 und K3 anhand des Überblicks im Elternmanual (siehe Therapeutenmanual Sitzung K2 und K3 die Beschreibungen zu den einzelnen Elementen) kurz durch.
> Therapeutische *Ziele* dieses Überblicks sind folgende:
>
> 1. Verständnis für die Inhalte der Kindersitzungen
> 2. Möglichkeiten für Rückfragen bieten
> 3. Reduzierung von Unsicherheiten
> 4. Vermitteln von Kontrolle
> 5. Vertrauensbildung

3.5.1 Thema Sitzung 4 (K2): Problemlösestrategien

Wiederholung der therapeutischen Elemente aus K1

Kindersitzung K2

Hier wird das Gelernte aus der ersten Kindersitzung wiederholt. Wir werden besprechen, was bereits angewandt wurde und wie erfolgreich dies war. Hier können die Kinder ihre erste Mitmachkarte bekommen, wenn sie in der letzten Woche sechs Kalimba-Aufkleber gesammelt haben.

Alpträume wegpusten mit dem Zauberatem

Nach der Wiederholung des Zauberatems lernen die Kinder, dass sie mithilfe des Zauberatems in der Nacht schlechte Träume wegpusten können.

Das eigene Bett ist wichtig

Kalimba erklärt, warum das Bett etwas ganz Besonderes sein soll.

Schlafritual

Kalimba erklärt, warum es gut ist, regelmäßige Gewohnheiten vor dem Zubettgehen zu haben und wie das aussieht.

Die Sorgenkiste

Störende Gedanken, die am Einschlafen hindern, können in die Sorgenkiste gelegt werden, um sie dort aufzubewahren und nicht mehr darüber nachdenken zu müssen.

Umgang mit Alpträumen

Manchmal leiden die Kinder zusätzlich unter Alpträumen. Diese Strategie soll den Kindern dabei helfen, mit Alpträumen besser umzugehen und die Angst davor zu reduzieren.

Spaziergang durch den Zoo

Kalimba hat seine Freunde aus dem Zauberland mitgebracht. Mit diesen machen die Kinder einen Spaziergang durch den Zoo und besuchen die Tiere nacheinander. Die Kinder massieren sich dabei gegenseitig, indem sie den Gang der Tiere auf dem Rücken ihres Partners nachmachen.

Heldengeschichten-Brainstorming

Die Kinder erhalten die Hausaufgabe, bis zur nächsten Kindersitzung eine Geschichte zu schreiben oder zu malen, in der sie der Held sind.

Imaginationsübung »Schlafbaum«

In der nächsten Imaginationsübung besuchen die Kinder ihren ganz persönlichen Schlafbaum. Die Vorstellung der Einschlafsituation mit einem Schlafbaum, an dem sich Kapseln mit »Schlafbringern« öffnen, unterstützt die physiologische Ausschüttung von Schlafhormonen.

Anleitung zur Selbstimagination

In der Selbsthypnose wird den Kindern vermittelt, dass sie sich jederzeit Unterstützung von Kalimba holen können.

Hausaufgaben (Sitzung 4/K2)

Sitzung 3

... für Sie, die Eltern

Zum Abhaken

☐ 1. Achten Sie darauf, dass Ihr Kind die Übungsaufkleber in seinen Mitmachbogen einklebt. Für jedes Mal Üben darf ein Aufkleber beim betreffenden Tag eingeklebt werden. Elternmanual S. 54

☐ 2. Besorgen Sie gemeinsam mit Ihrem Kind für das Heldengeschichten-Bild einen *Rahmen*, damit es dafür in seinem Zimmer einen Platz an der Wand finden kann (Genaueres siehe unter »... für Ihr Kind«).

☐ 3. Bitte führen Sie das Schlafprotokoll vollständig und korrekt!

☐ 4. Besorgen Sie gemeinsam mit Ihrem Kind eine größere Kiste oder einen kleinen Koffer, der dem Kind als *Schlafwerkzeugkasten* dienen soll. Hier hinein sollen alle Materialien aus dem KiSS-Training hineinpassen und das nächste Mal mitgebracht werden.

☐ 5. Lassen Sie sich die in K2 erlernten Strategien von Ihrem Kind zeigen! Ermuntern Sie Ihr Kind z. B. so: »Die Sorgenkiste – wie funktioniert die denn?« Die hier dazu jeweils gegebenen Beschreibungen dienen Ihnen lediglich zur Kontrolle, ob Ihr Kind die Strategie auch vollständig und korrekt anwendet. Geben Sie Ihrem Kind das Gefühl, dass es viel Interessantes erfolgreich gelernt hat und zeigen sie v. a. Ihr Interesse daran.

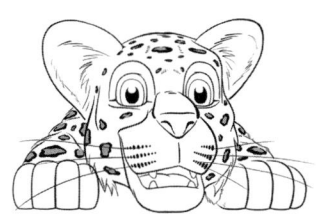

... für Ihr Kind

☐ 1. In dieser Woche sollte Ihr Kind die zweite Imaginationsübung anhören (Titel 2). Auch diese sollte es bis zur nächsten Kindersitzung mindestens fünfmal hören (täglich ist natürlich auch erlaubt!). Wie bereits erwähnt, empfehlen wir, hierfür eine fest eingerichtete Zeit einzuhalten. Ihr Kind sollte in dieser Zeit und in dem Raum, in dem es übt, unbedingt Ruhe haben und keinesfalls gestört werden! (Die Übung dauert inklusive Ruhe etwa 15 Minuten.)

☐ 2. Ihr Kind sollte die *Selbsthypnoseübung* (Titel 3) mindestens an fünf Tagen hören (täglich ist natürlich auch erlaubt!). Für jeden Tag, an dem Ihr Kind die Selbsthypnoseübung und die zweite Trance hört, darf es sich *einen Kalimba-Aufkleber* in seinen Mitmachbogen einkleben.

☐ 3. *Sorgenkiste* ausprobieren

☐ 4. Eine *Heldengeschichte* mit sich als Helden erfinden, in dem die Bilder von den drei Kärtchen vorkommen, die Ihr Kind aus der Sitzung mitgenommen hat. Ihr Kind soll dann versuchen, ein Bild zu malen, das zu dieser Geschichte passt. (*Definition »Held«*: Ein Held ist nach unserer Erklärung jemand, der etwas ganz Mutiges macht, vor allem, wenn man sich vorher nicht getraut hat.)

Mitbringen (zu Sitzung 5, K3)

Elternmanual S. 56   Die Eltern sollen bitte dafür sorgen, dass ihr Kind zu K3 Folgendes mitbringt:

- Sein *Bild* mit der *Heldengeschichte* in einem *Rahmen*
- Seinen *Werkzeugkasten*, gefüllt mit allen KiSS-Materialien (Sorgenkiste, Schlafstern, Imaginationsübungen, Kalimba, die Mitmachmappe)
- Seinen beklebten *Mitmachbogen* in seiner *Mitmachmappe*
- Seinen kleinen *Kalimba*
- Seine *Decke*

3.5.2   Thema Sitzung 5 (K3): Mein Werkzeugkasten – Was ich jetzt alles kann

Was klappt, was klappt nicht – Als Gruppe neue Ideen finden

Kindersitzung K3   Die bisher vermittelten Inhalte werden wiederholt und die Hausaufgaben kontrolliert. Die Kinder können ihre zweite Mitmachkarte erhalten, wenn sie fünf Kalimba-Aufkleber gesammelt haben.

Heldengeschichte erzählen

Die Kinder erzählen ihre Heldengeschichte und wie es ist, ein Held zu sein. Anschließend wird die Übertragung des Heldengefühls auf den Schlaf besprochen.

Inhalte des Werkzeugkastens

Zusammen mit Kalimba besprechen die Kinder, was alles in ihren Schlafwerkzeugkasten gehört und wie sie die einzelnen Werkzeuge benutzen können, um die Inhalte der Sitzungen noch einmal festigen zu können.

Quiz mit Lernzielkontrolle

Die Kinder werden spielerisch danach gefragt, was sie in Problemsituationen tun können und welches »Schlafwerkzeug« sie anwenden können.

Imaginationsübung »Die Geschichte vom kleinen Kalimba«

In der letzten hypnotherapeutischen Übung hören die Kinder die Geschichte vom kleinen Kalimba. Dieser lernt, dass er auch im Dunkeln sehen kann und verliert dadurch seine Angst vor der Dunkelheit. Mithilfe des »Beschützer-Flecks« können sich die Kinder viele Kalimbas zur Unterstützung holen.

Zum Schluss: Kalimbas Rückreise

Der große Kalimba verabschiedet sich von den Kindern und reist mit seiner Zauberrakete wieder zurück ins Zauberland.

Urkunde

Jedes Kind erhält für seine Teilnahme an Kalimbas Zauberschlaftraining eine Urkunde als Erinnerung.

Hausaufgaben (Sitzung 5/K3)

... für Sie, die Eltern

Zum Abhaken

☐ 1. Bitte arbeiten Sie die Inhalte der Sitzung E2 nochmals sorgfältig durch. Das Verinnerlichen der dort vermittelten Strategien ist essentiell für den Trainingserfolg. Wir werden in E3 versuchen, die Inhalte anzuwenden. Elternmanual S. 58

☐ 2. Bearbeiten Sie die Übung mit den Abbildungen zur Verhaltensanalyse und die Übung zu Einigkeit, Konsequenz und Selbstständigkeit aus E2.

☐ 3. Entwickeln Sie die Fortsetzung des Belohnungssystems für einen Zeitraum von vier Wochen im Anschluss an das Training. Bedenken Sie dabei die gegebenen Ratschläge. Bereiten Sie dies so vor, dass Sie das neue Belohnungssystem in E3 vorstellen und besprechen können.

☐ 4. Achten Sie darauf, dass Ihr Kind die Übungsaufkleber in seinen Mitmachbogen einklebt. Für jedes Mal Üben darf ein Aufkleber beim betreffenden Tag eingeklebt werden.

☐ 5. Bitte führen Sie das Schlafprotokoll vollständig und korrekt.

☐ 6. Erinnern Sie Ihr Kind immer zuerst an die Inhalte seines Werkzeugkastens, wenn es nach Hilfe beim Einschlafen verlangt! Vermeiden Sie es, dem Kind Lösungen oder Hilfsinstrumente anzubieten und vorzuschlagen. Unterstützen Sie es stets, eine eigene, für sich passende Lösung zu finden nach dem Motto: »Was könnte dir denn jetzt dabei helfen?«.

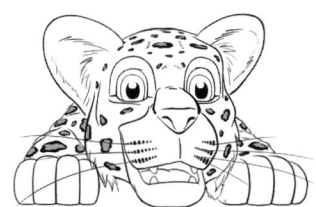

... für Ihr Kind

☐ 1. In dieser Woche sollte Ihr Kind die dritte Imaginationsübung anhören (Titel 4). Auch diese sollte es im Rahmen des mit Ihnen vereinbarten weiterführenden Belohnungssystem mindestens fünfmal wöchentlich hören (täglich ist natürlich auch erlaubt!). Wie bereits erwähnt, empfehlen wir, hierfür eine fest eingerichtete Zeit einzuhalten. Ihr Kind sollte in dieser Zeit und in dem Raum, in dem es übt, unbedingt Ruhe haben und keinesfalls gestört werden! (Die Übung dauert etwa 15 Minuten inklusive Ruhe.) Ihr Kind sollte die *Selbsthypnoseübung* (Titel 3) mindestens an fünf Tagen hören (täglich ist natürlich auch erlaubt!). Für jeden Tag, an dem Ihr Kind beides geübt hat, darf es sich *einen Kalimba-Aufkleber* in seinen Mitmachbogen einkleben.

☐ 2. Regen Sie Ihr Kind dazu an, die *Atemübungen* und seinen *KiSS-Werkzeugkasten* anzuwenden.

Mitbringen (zu Sitzung 6, E3)

Die Eltern sollen bitte Folgendes zu E3 mitbringen:

• Die ausgefüllten *Schlafprotokolle seit E2*
• Ihr *Elternmanual*

Sitzung 4 (K2): Problemlösestrategien

Thema	Zeit	Material	✓	Elternmanual S. 53
Begrüßung Gruppenregeln aufhängen Nicht-Mitmachecke vorbereiten	5 Min	Kalimba groß, Gruppenregeln, Seil/Tuch, Gelbe und Rote Karte		
Revision der Hausaufgaben	10 Min	Große Kalimbakarten (Mitmach- karten)		
Wiederholen der therapeutischen Elemente aus K1	5 Min	Zauberflecken, Zauberatem		
Wiederholen des Zauberatems	5 Min	Kalimba klein		
Das eigene Bett ist wichtig	10 Min	Kalimba, Manual		
Schlafritual	10 Min	Kalimba, Manual, Fotos von Kalimbas Einschlafritual **Content+**PLUS		
Sorgenkiste	10 Min	Kalimbas Sorgenkiste, Kalimba, Ma- nual, Stifte, kleine leere Zettelchen		
Umgang mit Alpträumen	5 Min	Stifte, Papier		
Spaziergang im Zoo	10 Min	Fingerpuppen, Manual		
Heldengeschichten-Brainstorming	10 Min	Bilder für die Heldengeschichte und Stifte		
Imaginationsübung	10 Min	Manual **Content+**PLUS		
Selbsthypnose	5 Min	Manual		
Extra-Mitmachaufkleber verteilen	5 Min			
Hausaufgaben besprechen		Manual, Hausaufgabenblätter und Themenbild für die Kinder		

4.1 Begrüßung

> **Therapeuten**
>
> »Schön, dass ihr heute wieder alle gekommen seid. Wir haben uns auch schon darauf ge-
> freut, nicht wahr, Kalimba?«
>
> [Kalimba nickt]

»Wie ihr seht, haben wir wieder unsere drei *Gruppenregeln* mitgebracht und unsere *Nicht-Mitmachecke* vorbereitet. Wer weiß die Regeln noch?«

Interaktion mit den Kindern

Gelbe und Rote Karte:
»Zur Wiederholung: Wer stört und nicht in die Nicht-Mitmachecke geht oder wer dort stört, bekommt – wie beim Fußball – von uns die *Gelbe Karte* gezeigt. Das ist die letzte Ermahnung, sich an unsere drei Gruppenregeln zu halten. Wir wiederholen sie deshalb jetzt noch mal:

- *Wenn ich bei etwas nicht mitmachen will, gehe ich in die Nicht-Mitmachecke und beschäftige mich still.*
- *Wenn ich mit einer Übung früher aufhöre, verhalte ich mich still und warte, bis die Übung zu Ende ist.*
- *Wenn ein anderes Kind etwas erzählt, höre ich aufmerksam zu.*

Wer nach der Gelben Karte immer noch stört, der bekommt – auch wie beim Fußball – die *Rote Karte* als Zeichen, dass er die nächsten *5 Minuten* draußen verbringen muss und dass er keinen Extra-Mitmachaufkleber bekommt (positiver Verstärker fällt weg).

Um das noch mal klar zu machen: Ihr wisst jetzt genau, welche Folgen euer Verhalten hat, wenn ihr mitmacht, oder wenn ihr nicht mitmacht, so dass es eure Entscheidung ist, was passiert.«

4.2 Revision der Hausaufgaben

Therapeuten

»Dann lasst uns doch mal schauen, wie ihr mit den Hausaufgaben vom letzten Mal zurechtgekommen seid.

Was waren denn eure Hausaufgaben? (Imaginationsübung, Schlafstern, Zauberflecken, Mitmachbogen). Was ist wichtig? (Dass man daran glaubt!!)«

Kinder antworten lassen.

»Wie hat euch die Imaginationsübung gefallen? Und wie schaut euer Mitmachbogen aus?«

Die Kinder dabei so oft wie möglich loben und positiv verstärken und zum Weitermachen ermuntern.
   Die Mitmachbögen kontrollieren und die großen Kalimba-Mitmachkarten austeilen, wenn Aufkleber in den Bogen geklebt wurden.

Mitmachbögen kontrollieren, große Kalimba-Mitmachkarten austeilen

4.3 Wiederholung der therapeutischen Elemente aus K1

Zu Beginn der Sitzung wird das Gelernte aus der ersten Kindersitzung wiederholt. Es wird besprochen, was bereits angewandt wurde und wie erfolgreich dies war.

    Das dient der Übung des Gelernten. Probleme in der Anwendung einiger Elemente können hier besprochen und gelöst werden. So wird sichergestellt, dass die gelernten therapeutischen Elemente optimal zum Einsatz kommen.

Wiederholung der therapeutischen Elemente

Therapeuten

Ziel:
Verankerung der bisher gelernten therapeutischen Elemente

Vorgehen:
Die therapeutischen Elemente aus K1 wiederholen, um sie besser zu verankern, um Lernkontrollen durchzuführen und um das Kind zum weiteren Ausprobieren von evtl. noch nicht eingesetzten Elementen zu ermuntern.

1. Kalimba
»Wer von euch weiß noch, was es mit Kalimba auf sich hat?«
»Warum ist Kalimba etwas Besonderes?«
»Was kann Kalimba besonders gut? Was könnt ihr von ihm lernen?«

2. Zauberflecken:
»Welche Zauberflecken habt ihr denn schon gefunden?«
»Wie funktionieren denn die Zauberflecken?«
»Wie lädt man einen Zauberfleck auf?«
»Welche Zauberflecken habt ihr schon benutzt? Wann? Wo?«
»Welchen braucht ihr am meisten?«

3. Schlafstern:
»Welchen Platz habt ihr für euren Schlafstern gefunden?«
»Wann habt ihr ihn denn benutzt?«

4. Zauberatem:
»Wie funktioniert denn der Zauberatem?«
»Wozu ist der gut?«
»Wann hast du den Zauberatem benutzt?«

4.3.1 Wiederholen des Zauberatems

Therapeuten

K: »Und weil der Zauberatem so toll ist, probieren wir ihn gleich noch mal! Wow, da freu ich mich drauf, das tut immer so gut. Ich werde da immer ganz ruhig und fühl mich so wohl!«

Kinder legen sich auf den Boden, Kalimba auf den Bauch und machen den Zauberatem.

Zauberatem

Zauberatem

Therapeuten

Vorgehen:
Durch Analogie zu einem Fahrradreifen die Tiefenatmung erklären und vormachen

»Jeder darf sich wieder mit seiner Decke ein gemütliches Plätzchen suchen und sich auf den Rücken legen. Nehmt euren Kalimba mit und setzt ihn euch auf den Bauchnabel. Wenn ihr es alle bequem habt, beginnen wir mit dem Zauberatem:

Wir beginnen damit, dass wir ganz langsam ausatmen. Stellt euch einen Fahrradreifen vor. Dieser Reifen hat ein kleines Loch, durch das die Luft aus dem Reifen herausgeht. Das klingt dann so: ›Pfffffffff‹ Bei jedem Ausatmen wird das Loch in eurem Fahrradreifen immer kleiner und kleiner und das ›Pfffffff‹ immer länger. Atmet ein und aus und stellt euch vor, dass euer Atem bis zu eurem Bauchnabel geht. Dass das funktioniert, sieht man daran, dass Kalimba nach oben und nach unten geht, je langsamer, desto besser. Dass man wirklich den magischen Zauberatem gefunden hat, erkennt man daran, dass das Ausatmen immer, immer langsamer wird und euer ›Pfffffffff‹ immer länger. Hoch und runter, hoch und runter und das dauert immer länger, hoch und runter.«

Insgesamt zehnmal ein- und ausatmen, die Kinder bleiben dann liegen/sitzen.

Beachte:
Manche Kinder atmen zu Beginn sehr heftig ein und aus. Entspannt sich das Atmen nach den ersten Atemzügen nicht, sollte das Kind kurz darauf hingewiesen werden, dass man beim Zauberatem ganz locker und entspannt sein kann.

Schlechte Träume wegpusten mit dem Zauberatem

Therapeuten

K: »Mit dem Zauberatem kann man auch ganz toll schlechte Träume wegpusten. Das ist super, wenn man nachts aufwacht und was Blödes geträumt hat oder etwas, das einem Angst macht.«

T: »Wie geht denn das, Kalimba?«

K: »Ganz einfach. Wenn ihr nachts aufwacht wegen eines schlechten Traumes, nehmt ihr euren kleinen Kalimba und setzt ihn euch wie zum Zauberatmen auf den Bauch. Dann atmet ihr den Zauberatem und beim Ausatmen denkt ihr ganz fest an den Traum und pustet ihn ganz fest weg, bis er ganz verschwunden ist.«

T: »Ich finde, das probieren wir jetzt gleich mal aus.«

[Mit den Kindern den Zauberatem noch einmal machen und das Wegpusten der Alpträume üben.]

T: »Und was macht man, wenn man schöne Träume haben will?«

[Mit den Kindern durchgehen, dass man vor dem Schlafen überlegt, was man tolles träumen will und dann ganz fest daran denkt.]

4.4 Das eigene Bett ist wichtig

Kalimba erklärt, warum das Bett etwas ganz Besonderes sein soll. Hier werden wir mit den Kindern besprechen, wie sie ihr Bett inzwischen gemeinsam mit den Eltern (vgl. »Schlafplatz-zeremonie« aus E1) umgestaltet haben, so dass es ein ganz besonderer Ort für sie geworden ist.

> **Therapeuten**
>
> **T:** »So, nach dem Zauberatem sind wir nun alle ganz entspannt und bereit für die Tipps, die uns Kalimba heute bestimmt wieder verraten will.
> Ich weiß nicht, ob Kalimba schon erzählt hat, wie sein Bett aussieht? Das ist nämlich nicht nur ein ganz normales Bett für Kalimba.«
>
> *Kalimba überziehen.*
>
> **K:** »Das ist ein ganz besonderer Platz, der ist mir heilig. Mein eigenes Bett muss nämlich genau so sein, wie es mir gefällt, das ist ganz wichtig!
> Da muss es immer schön kuschelig sein ... Dazu gehört natürlich auch meine ganz spezielle Schlafbettwäsche, die hab ich mir selber und ganz alleine ausgesucht.
> Es darf mich niemand stören ...
> Am liebsten habe ich es mucksmäuschenstill, so dass ich meinem ruhigen Atem zuhören kann ...
> Dann kann ich mir am besten vorstellen, wie gut es mir geht, weil mein Bett genau so ist, wie ich es am liebsten habe.«
> **T:** »Soso, und wie ist das bei euch?
> Wie sieht denn euer Bett aus?
> Habt ihr euch schon euren eigenen Schlafplatz gebaut und auch so kuschelig eingerichtet?
> Was habt ihr denn an eurem eigenen Schlafplatz verändert?
> Was wollt ihr noch verändern?
> Habt ihr z. B. schon *eure eigene Schlafbettwäsche* mit euren Eltern ausgesucht und gekauft?
> Wie sieht die aus?«
>
> *Interaktion mit den Kindern.*
>
> **T:** »Wow, ihr seht, Kalimba hat ja echt gute Tipps drauf.
> Willst du uns nicht noch mehr verraten, Kalimba?
> Jetzt wissen wir, dass das eigene Bett was ganz Wichtiges ist und dass es gut ist, sich sein Bett und die Umgebung so herzurichten, wie es zum Schlafen gut ist.
>
> Kalimba hat mir schon verraten, dass er heute für euch ein paar Bilder aus dem Zauberland mitgebracht hat, die er euch gerne zeigen möchte. Was sind denn das für Bilder, Kalimba, und was willst du den Kindern mit diesen Bildern erklären?«

(Sitzung 4)

4.5 Schlafritual

Kindgerecht wird wieder mithilfe von Kalimba aufgezeigt, warum es gut ist, regelmäßige Gewohnheiten vor dem Zubettgehen zu haben. Dadurch wird die Kooperation des Kindes im Hinblick auf das eingeführte Zubettgehritual gestärkt.   **Ritual**

Therapeuten

K: »Stimmt genau! Ich habe euch ein paar Bilder aus dem Zauberland mitgebracht, um euch zu zeigen, was bei mir zuhause so alles passiert, bevor ich ins Bett gehe.

Nach einem aufregenden Tag tut es richtig gut, wenn ich weiß, dass ich nach dem Abendessen noch ein bisschen spielen kann und genau weiß, was noch alles bis zum Schlafen folgt. Ich habe nämlich mein ganz persönliches Zubettgehritual, bei dem ich immer dasselbe mache. Und um euch das zu zeigen, habe ich Bilder aus dem Zauberland mitgebracht.«

Kalimba zeigt den Kindern die Bilder aus dem Zauberland, auf denen er bei seinem Zubettgehritual zu sehen ist.

»Also, zuerst Zähne putzen, dann umziehen, dann auf das Sofa und dann noch eine Gute-Nacht-Geschichte, eine ganz bestimmte, die ich am liebsten habe, und dann noch ein bisschen kuscheln. Danach geht's ins Bett. Dann bin ich aber schon sooo müde, dass ich gleich einschlafe. Das ist gut, wenn man vor dem Schlafengehen immer dasselbe macht, weil dann auch mein Körper weiß, jetzt ist es Zeit, ruhig zu werden und dann bin ich gar nicht mehr hibbelig. Ich werde immer ruhiger und müder, weil ich weiß, was alles kommt, bis ich dann ins Bett gehe und einschlafe.

Habt ihr auch ein Schlafritual? Wie sieht das aus?«

Interaktion mit Kindern.

K: »Manchmal ist es natürlich blöd. Wenn ich mich über etwas geärgert oder wegen etwas Angst habe. Manchmal ist das so, dass mir noch die ganzen Sachen, die ich am Tag erlebt habe, im Kopf herumschwirren. Wenn ich das dann nach dem Zähneputzen merke, dann ist das ein Fall für meine *Sorgenkiste*.«

T: »Ist das schon wieder ein Trick von dir? Das wollen wir jetzt aber schon genauer wissen.«

K: »Gerne. Deswegen bin ich ja aus dem Zauberland gekommen, um alle meine Tricks bei euch Kindern loszuwerden. Bin aber gespannt, was ihr dann gleich dazu sagen werdet, also passt mal auf.«

4.6 Die Sorgenkiste

Sorgen nicht mit ins Bett nehmen Als Hilfe bei schlafstörenden Gedanken wird den Kindern die Sorgenkiste vorgestellt. Diese soll dabei helfen, derartigen Gedanken außerhalb des Bettes nachzugehen und sie vor dem Schlafengehen und bis zum nächsten Tag in der Sorgenkiste sicher verwahrt und gut abgelegt zu wissen. Das Kind kann die Gedanken aufmalen oder aufschreiben und in die Sorgenkiste legen. Es kann sie aber auch in Gedanken und sogar aus der Ferne in der Vorstellung in die Sorgenkiste transportieren.

Therapeuten

K: »Kennt ihr das, wenn man seine Gedanken nicht los wird? Ich meine schwirrende Gedanken, z. B. wenn man dauernd an den nächsten Tag denken muss und ein bisschen Angst davor hat?«

Interaktion mit den Kindern

K: »Also, wenn ich die nicht loswerde, dann ist das ein Fall für meine ›Sorgenkiste‹.«

T: »Aber du, Kalimba, wie funktioniert das denn mit dieser *Sorgenkiste*?«

K: »Meine Sorgenkiste ist spitze. Denn die kann ich überall hin mitnehmen, auch wenn ich mal auf Reisen gehe. Hab sie heute auch dabei. Hier!«

[zeigt seine Sorgenkiste]

»In meine Sorgenkiste kann ich z. B. einen blöden oder störenden Gedanken, eine Sorge oder ein Problem reinlegen – eben alles, was ich nicht los werde und was mich beschäftigt – und mir für später aufheben, wenn ich mal Zeit und Lust dazu habe, mir meine blöden Gedanken noch mal anzugucken. Manchmal sind es blöde Gedanken, manchmal aber auch einfach nur irgendein Unsinn, der mir gerade durch den Kopf geht.«

T: »Und was machst du dann mit dem Gedanken, der dir da durch den Kopf geht?«

K: »Wenn ich einen Gedanken nicht loswerde und nicht einschlafen kann deswegen, dann schreibe ich ihn auf einen Zettel oder ich mal ihn mir auf. Dann lege ich den Gedanken in die Sorgenkiste. Manchmal leg ich die Sorgen auch nur in Gedanken rein, weil ich weiß, dass ich mich schon daran erinnern werde, wenn ich mal wieder reingucke. Man kann auch nachts eine Sorge in Gedanken in die Sorgenkiste legen. Zum Beispiel, wenn ihr einen schlechten Traum hattet, könnt ihr den entweder mit dem Zauberatmen wegpusten oder in eure Sorgenkiste legen. Und es ist wichtig, die Kiste fest zuzumachen, damit auch alles drin bleibt.«

T: »Das hört sich ja super an, Kalimba. Ich glaube, das ist ein guter Tipp von dir.«

K: »Das ist eine super Sache, denn manchmal will ich nicht über Dinge wie Sorgen oder Ängste nachdenken und manchmal passt es auch gar nicht, z. B. wenn ich schlafen will. Dann ist es sehr praktisch, seine eigene Sorgenkiste zu haben, denn dann weiß ich, dass ich diese Dinge nicht vergessen werde und dass ich sie in einer Sorgenkiste gut verstaut habe, sodass ich sie jederzeit wieder angucken kann.

Soll ich euch verraten, was mir dabei schon mal passiert ist?«

Kinder antworten lassen.

K: »Ok, ich sage es euch: Mein Gedanke hat sich VERÄNDERT! Da staunt ihr, was? In meiner Sorgenkiste sitzt nämlich ein kleines »Sorgenfresserchen«, und dieses »Sorgenfresserchen« knabbert an meinen Sorgen. Wenn ich abends eine ganz große Sorge in meine Sorgenkiste gelegt habe, dann kann es passieren, dass sie am nächsten Tag schon ganz klein geworden ist, weil das Sorgenfresserchen so großen Hunger hatte. Manchmal sind sie sogar ganz weg. Und ich weiß ganz genau, dass in euren mitgebrachten Sorgenkisten auch euer eigenes »Sorgenfresserchen« wohnt. In jeder Sorgenkiste wohnt nämlich ein »Sorgenfresserchen«, das ganz viel Hunger auf Sorgen hat. Man kann es zwar nicht sehen, aber es wohnt dort und fühlt sich sehr wohl. Und wisst ihr, was auch noch ganz besonders praktisch ist an einer Sorgenkiste?«

Kinder antworten lassen

K: »Sehr praktisch an so einer Sorgenkiste ist, dass man seine Sorgen auch in Gedanken in die Sorgenkiste schicken kann. Man muss dazu einfach die Augen zumachen und den Zauberatem einatmen, wie beim Fleckenaufladen. Dann muss man fest an das denken, was man wegschicken will und mit geschlossenen Augen zusehen, wie der Gedanke durch die Luft in die Sorgenkiste flutscht. Das funktioniert, egal wo du bist. Man kann Gedanken nämlich rund um die Welt in die Sorgenkiste schicken!«

T: »Ihr habt doch auch eine eigene Sorgenkiste mitgebracht. Zeigt uns doch mal eure Sorgenkisten. Wie sehen die denn aus?«

[Kinder ihre Sorgenkisten zeigen und beschreiben lassen.]

> **T:** »Wisst ihr schon, was ihr da reinlegen wollt? Dann probieren wir das jetzt mal aus. Malt oder schreibt eure Sorgen auf. Wer will, kann seine Sorge einfach in Gedanken reinlegen.«
>
> *Stifte und kleine Zettel zu diesem Zweck bereithalten.*
>
> *Interaktion mit den Kindern.*

4.7 Umgang mit Alpträumen

Strategien gegen Alpträume

Manchmal leiden die Kinder zusätzlich unter Alpträumen. Folgende Strategie soll den Kindern dabei helfen, mit Alpträumen besser umzugehen und die Angst davor zu reduzieren.

> **Therapeuten**
>
> **K:** »Manche Kinder berichten auch davon, dass sie Angst vor schlechten Träumen haben. Wer von euch hatte in letzter Zeit einen schlechten Traum?«
>
> *Interaktion mit den Kindern*
>
> »Oh – aha. Und wer von euch weiß, was man da machen kann? Was haben wir vorhin gelernt?«
>
> *Interaktion mit den Kindern*
>
> »Jawohl, die kann man wegpusten. Prima. Jetzt gibt es aber noch eine andere Möglichkeit, wenn man richtig doofe Träume hat. Und die geht folgendermaßen:
> Also, man holt sich ein großes Blatt und malt darauf den Traum mit den ganzen blöden Sachen. Und dann – und das ist ganz, ganz wichtig – malt man das oder den rein, der einem in dem Traum helfen könnte. Also ich male zum Beispiel meine Freunde rein. Die helfen mir, wenn mich im Traum ein Dinosaurier angreift. Dann hole ich Felix, die Giraffe und Nils, das Nashorn und wenn es ganz schlimm wird, muss Olivia, die Elefantendame noch dazu kommen, die hat nämlich soviel Kraft, dass fast alle vor ihren Stoßzähnen Angst bekommen. So, dann male ich sie also hier in mein Bild rein und dann weiß ich, dass mich jetzt kein Dinosaurier mehr angreifen wird, da wir ja zu – ja zu viert sind. Das hilft.«
>
> *[Therapeut malt die Szene auf]*
>
> »Manchmal hole ich aber auch Rex, meinen Riesendinosaurierfreund, der ist nämlich der aller aller allergrößte. Es gibt keinen, der größer ist als er.«
>
> *[Therapeut malt die Szene auf]*
>
> »Und er ist mein Freund, er hat soooo lange Zähne und sooo lange Stacheln am Schwanz und der ist soooo groß. Viel größer als der Saurier, der mich im Traum verfolgt hat. So rufe ich also Rex, meinen Freund und der kommt dann und hilft mir – seht ihr – so malt man das dann auf und dann – das sieht man ja – bekommt der kleine Saurier natürlich Angst vor Rex – und das klappt ganz wunderbar. Das ist prima.
> Und was hilft euch?«
>
> *Interaktion mit den Kindern*

T: »Wow, Kalimba, das ist ja eine super Strategie. Was mache ich denn dann mit dem Bild?«

K: »Manche Kinder hängen das Bild auf und freuen sich, dass der Alptraumtäter nun Angst bekommt. Andere wiederum legen das Bild in ihre Sorgenkiste – dort ist es auch gut aufgehoben. Was meint ihr?«

Interaktion mit den Kindern

T: »Prima. Jetzt habt ihr ja einige Ideen bekommen, was man tun kann, wenn man schlecht geträumt hat.«

4.8 Spaziergang durch den Zoo

Therapeuten

»Außerdem haben wir heute noch *Kalimbas Freunde* dabei: den Löwen, den Bären, die Giraffe, den Hirsch, den Papagei, den Elefanten, den Affen, den Panda, die Gans und den Frosch.«

[THERAPEUT hat die Fingerpuppen (falls vorhanden; normale Plüschtiere sind auch möglich) aufgesetzt. Fingerpuppen verbeugen sich vor den Kindern.]

Fingerpuppen

»Ich glaube, ihr kennt ein paar von ihnen schon aus den Gute-Nacht-Geschichten, oder?«

Interaktion mit den Kindern

»Also, Kalimbas Freunde sind heute alle mit hierher ins Menschenland gekommen, damit wir unser Treffen heute mit einem kleinen Spiel beginnen können. Das Spiel heißt ›Spaziergang im Zoo‹. Wir gehen dazu zu zweit zusammen. Setzt euch hintereinander, so dass der Hintere von Euch den Rücken des Vorderen vor sich hat.
Und jetzt geht's los. Stellt euch vor, wir machen jetzt zusammen einen Ausflug in den Zoo. Als erstes Tier im Zoo treffen wir den *Elefanten*. Was denkt ihr denn, wie ein Elefant geht? Könnt ihr auf dem Rücken eures Partners mit euren Händen den Gang eines Elefanten nachmachen?«

[Kinder antworten lassen und dann Gang des Elefanten auf dem Rücken ihres Partners nachmachen lassen. Trainer kann dabei als Modell für die Kinder dienen. Wenn alle Kinder einmal den gesamten Rücken ihres Partners ›entlanggegangen sind‹, wird zum nächsten Tier weitergegangen. Diese Vorgehensweise wird bei jedem Tier wiederholt.]

»Macht den Gang des Elefanten so nach, dass es für euren Vordermann in Ordnung ist. Fragt ihn, ob es so gut ist, wie der Elefant geht oder ob es vielleicht schon zu fest ist.

Danach treffen wir den *Papagei*, der hat Krallen an seinen Füßen. Wie geht denn der Papagei?

Und jetzt gehen wir zum *Frosch*, der springt. Wie sieht denn das aus?

Als Nächstes kommen wir zum *Löwen*, der durch sein Gehege schleicht. Wie könnten wir den Gang des Löwen mit unseren Händen nachmachen?

Und dann kommen wir zur *Giraffe* mit ihren langen Beinen. Wie geht denn die?

Sitzung 4

105

Und zum Schluss kommen wir bei der *Schlange* vorbei. Die Schlange schleicht zuerst den ganzen Rücken hinauf und dann die Arme wieder hinunter.

Und nun darf sich noch jedes Kind, das vorne sitzt, sein *Lieblingstier* aussuchen.

So, und nun tauschen wir und machen noch einmal einen Spaziergang durch den Zoo.«

THERAPEUT hält das entsprechende Tier aus der Fingerpuppensammlung nach oben und untermalt den Gang des jeweiligen Tieres lautmalerisch, Co-THERAPEUT macht auf dem Rücken des Ersten die Bewegungen vor, als Modell für die Kinder. Nach dem ersten Rundgang wechseln die Kinder, damit jedes Kind einmal »massiert« wurde.

Mit den Händen wird auf dem Rücken des Partners der Gang des jeweiligen Tieres nachgeahmt (langsam und behäbig, schnell und kurz und spitz, dumpf etc.).

Ziel dieser Übung:
- Dies fungiert als eine Art Massage, die die Kinder spielerisch auf körperliche Symptome von Entspannung hinweisen soll.
- Die Kinder lernen dabei, Körperempfindungen zu unterscheiden.

4.9 Heldengeschichten-Brainstorming

Therapeuten

Heldengeschichte

T: »Wow, das hat gut getan, was? Sag mal, Kalimba, hast du denn noch andere Tipps, die beim Schlafen helfen können, wenn man sich abends im Bett Sorgen um etwas macht?«

K: »Ja, da hab ich auch noch einen Trick. Ich stelle mir dann immer vor, dass ich ein Held bin, z. B. dass ich mich was traue, was ich mich noch nie getraut habe. Einmal habe ich mir vorgestellt, dass ich ganz alleine auf den höchsten Baum im Zauberland geklettert bin. Und da oben war mir schon ganz schön komisch zumute, weil ich so hoch im Baum saß. Aber ich habe mich dann auch ganz alleine wieder herunter getraut. Das war so ein tolles Gefühl, dass ich mich das getraut hab, da bin ich sofort eingeschlafen und hatte keine Angst und keine Sorgen mehr beim Einschlafen.«

T: »Das scheint ja ein toller Trick von dir zu sein, Kalimba. Was meinst du, sollen die Kinder das auch mal ausprobieren?«

K: »Ich finde schon, dass ihr alle das mal ausprobieren solltet. So ein Heldengefühl ist nämlich was ganz Tolles!«

T: »Okay, und damit ihr euch eure eigene Heldengeschichte ausdenken könnt, haben wir euch hier einige Bilder mitgebracht. Wisst ihr denn, was ein Held ist?«

Kinder antworten lassen.

T: »Ein Held ist jemand, der etwas ganz Mutiges macht. Ein Held, der macht etwas, was er sich vorher nicht getraut hat. Wenn man zum Beispiel eine Frau aus dem Fluss rettet, dann ist man ein Held. Oder wenn man alleine im eigenen Bett schläft und sich das vorher nicht getraut hat. Wenn man sich traut, vom 1 m-Brett zu springen, ist man auch ein Held, weil man sich was getraut hat, was man sich vorher nicht getraut hat. Und nun sollt ihr eine Geschichte erfinden, in der ihr der Held seid.«

Zettel mit Bildern in der Mitte des Raumes auf den Boden legen. Dann suchen sich die Kinder jeweils drei Kärtchen aus. Aus diesen sollen sie bis zum nächsten Mal eine Geschichte mit sich selbst als Held erfinden.

T: »Jeder von euch sucht sich bitte drei Kärtchen aus und überlegt sich daraus bis zum nächsten Mal daheim eine Heldengeschichte. Eine Heldengeschichte, das ist eine Geschichte, in der du selber als großer Held oder große Heldin vorkommst.

Du malst daheim dann deine Heldengeschichte auf ein Blatt und suchst dafür auch noch einen Rahmen, damit du das Bild zuhause aufhängen kannst, dort wo du es gut sehen kannst.«

4.10 Imaginationsübung: Schlafbaum

Die Vorstellung der Einschlafsituation durch einen Schlafbaum, an dem sich Kapseln mit »Schlafbringern« öffnen, unterstützt die physiologische Ausschüttung von Schlafhormonen. Durch die Vorstellung, dass der Körper auch im Schlaf funktioniert und alles mühelos und von ganz allein geschieht, soll das Schlafen als ein grundsätzlich sehr einfacher, müheloser Zustand suggeriert werden. Diesen Zustand kann man nicht erzwingen; er geschieht einfach. Ebenso lernen die Kinder in dieser Imaginationsübung, wie man böse Träume verscheuchen bzw. wegpusten kann und wie man »einfach« wieder einschläft, wenn man mal aufwacht.

Therapeuten

Imaginations-
übung vorlesen

Kinder einen Schlafbaumfleck auf Kalimba suchen und diesen aufladen lassen, anschließend folgende Geschichte mit langsamer und tiefer Stimme vorlesen:

»Mach es dir dort, wo du jetzt bist, bequem. Und vielleicht willst du noch ein wenig hin- und herrutschen, so dass es dir gut geht und sich alles ganz angenehm anfühlt.

Und nun geht es wieder folgendermaßen los: Du drückst deinen Schlafbaumfleck und schließt die Augen. Dann atmest du dreimal tief durch und drückst den Punkt – und eins – und zwei – und drei – und dann kannst du die Zauberrutsche sehen und hinauf steigen – die Zauberrutsche sieht ganz, ganz außergewöhnlich aus – bei manchen glitzert sie sogar. Und wenn du hinauf gestiegen bist, dann musst du einmal tief Luft holen und langsam auspusten ... pfffffff. Und damit kannst du losrutschen – nach unten und zur Seite ... hin und her ... und mal schneller und mal langsamer und bei der Zauberrutsche geht es sogar nach oben ... und nach unten ... und schließlich siehst du eine große Hecke, rutschst hindurch und dann bist du angekommen im Zauberland. ... Dort im Zauberland hat jeder Mensch einen Schlafbaum. Große Menschen haben große Schlafbäume und kleine Menschen haben kleine Schlafbäume. Auch du hast dort einen Schlafbaum. Und ich weiß nicht, ob dir schon einmal jemand von den Schlafbäumen erzählt hat. Denn diese Bäume sehen ganz besonders aus, sie haben so richtig runde Blüten an den Ästen. Und diese Blüten sind die Blüten, die kleine Schlafkügelchen innen drin haben. Und jeden Abend öffnen sich die Blüten vom Schlafbaum und dann werden ganz, ganz kleine Körnchen Schlafbringer ausgeschüttet und diese bringen dir dann den Schlaf – aber das dauert natürlich ein bisschen, denn man wird ja erst etwas später müde. Und nun kannst du deinen Baum finden und schau mal, wie der so ausschaut – ob er eher groß oder klein ist und was für Blätter er vielleicht hat und wie die Schlafblüten aussehen – vielleicht sind sie ja bunt oder gestreift oder glitzern? – Wie sieht dein Baum aus? Und musst du ihn vielleicht gießen oder braucht er noch etwas anderes? Und wenn du nicht einschlafen kannst, dann kann es sein, dass du nach deinem Baum schauen musst, denn dann kann es sein, dass der Baum Wasser oder neue Erde braucht oder dass du mal mit ihm reden musst und ihn dran erinnern musst, dass er am frühen Abend seine Blüten aufmacht, denn vielleicht hat der Baum es einfach vergessen und macht die Blüten erst viel, viel später auf und dann wunderst du dich, dass du gar nicht müde wirst. Wenn du also nicht gut einschlafen kannst, dann kannst du deinen Schlafbaum besuchen und schauen, ob ihm was fehlt und wenn du dich um ihn gekümmert hast, dann kannst du ganz beruhigt wieder schlafen gehen. Wenn mit deinem Schlafbaum jetzt alles in Ordnung ist, dann kannst du ihn noch mal anschauen und dich freuen, dass du nun wieder viel besser schlafen kannst.

Wenn du willst, kannst du dieses tolle Gefühl einfach mitnehmen, wenn du jetzt langsam wieder zu deiner Zauberrutsche zurückgehst und hierher rutschst. Und los geht's wieder … in deinem Tempo mit deiner Rutsche hoch und runter und du kannst alle guten Gefühle hierher mitnehmen, und dir jederzeit mehr davon holen. Und dann kannst du Arme und Beine wieder bewegen und … am Ende die Augen aufmachen.«

4.10.1 Besprechung der Imaginationsübung

Therapeuten

Ziel:
- Festigung des Trancebildes (Schlafbaum)
- Anwendungsmöglichkeiten für die Trancebilder erarbeiten, insbesondere in Bezug auf das Schlafen

Vorgehen:
Jedes Kind darf seinen Schlafbaum vorstellen.

- »Wie sah euer Schlafbaum aus (Farben, Formen etc.)?«
- »Wie sahen die Blüten eures Schlafbaumes aus?«
- »War alles in Ordnung als ihr euren Baum besucht habt oder hat eurem Baum etwas gefehlt?«
- »Musstet ihr ihn gießen oder ihm neue Erde bringen?«
- »Hat er seine Blüten geöffnet, damit ihr heute Nacht gut schlafen könnt?«
- »Was glaubt ihr, wann ihr euren Schlafbaum besuchen könnt?«
- »Was glaubt ihr, wie euch euer Schlafbaum beim Schlafen helfen kann?«
- »Wer kann noch einmal vormachen, wie das geht, den Fleck aufzuladen und den Schlafbaum zu besuchen?«

Beachte:
Fragen so offen wie möglich stellen, damit die Phantasie der Kinder angeregt wird.

Das Wann und Wie der Anwendung des Schlafbaums sollte besprochen werden, da es für die Generalisierung der Strategie auf Alltagssituationen besonders wichtig ist. Es sollte darauf geachtet werden, dass die Koppelung von Fleck und Trance vorhanden ist.

4.10.2 Anleitung zur Selbstimagination

Die Strategien und Inhalte (Kalimba, der die Kinder stark macht und schützt) vermitteln den Kindern eine Technik, mit der sie sich jederzeit und überall durch Selbsthypnose Unterstützung holen können. Hiermit können sie das Einschlafen lernen, aber auch andere Kompetenzen erwerben, wie z. B. die Angst vor einem schwierigen Test zu reduzieren.

Therapeuten

»Jetzt lernt ihr, wie ihr die Zauberkräfte aktivieren könnt, wenn ihr Kalimba mal nicht dabei habt – zum Beispiel im Kindergarten oder in der Schule oder beim Einkaufen oder was auch immer ihr gerade macht. Dafür muss aber jeder erst mal auf seinem Daumen schauen, ob er dort einen kleinen weißen Halbmond findet.«

[Die Übertragbarkeit der Imaginationsübung auf andere Situationen deutlich machen.]

Gemeinsam mit den Kindern den Halbmond suchen. Falls ein Kind keinen hat, kann es den Daumennagel benutzen.

Mit langsamer und tiefer Stimme lesen:

»Du kannst immer und überall deine eigene Zauberkraft nutzen. Und das geht so: Du schaust deinen Daumennagel an – du kannst dich entscheiden, ob du den einen oder anderen nimmst. Links oder rechts. Gut. Und dann schaust du den weißen Halbmond von dem Daumennagel an und atmest dreimal tief durch – eins – und zwei – und drei – und schon bist du in Trance und wenn du willst, kannst du die Augen schließen und dir Folgendes fest vorstellen: Kalimba sitzt neben dir. Wo sitzt er … auf der einen Seite oder auf der anderen Seite … also bei welchem Bein sitzt er? Sitzt er oder liegt er? Und ich weiß nicht, wie groß dein Kalimba ist. Ob er eher klein ist oder gleich groß wie du oder sogar größer als du? Aber wenn du genau hinschaust, siehst du, dass er immer genau so groß und stark ist, wie du ihn brauchst … und dass sich nun so leicht keiner mit dir anlegen würde! Und nun kannst du sehen, dass er dich anschaut und du weißt, dass er immer zu dir hält und dich beschützt. Und nun kannst du vielleicht spüren, wie stark du dich fühlst, wenn Kalimba neben dir sitzt. Und du kannst nun jederzeit in Gedanken den einen oder anderen Fleck von deinem Kalimba drücken und dir so noch mehr Kraft holen. Vielleicht brauchst du ja einen Fleck für den Zauberatem oder aber einen Fleck, mit dem du dich supergut konzentrieren kannst? Aber eins weißt du von ganz alleine: nämlich, dass du und Kalimba mutig und stark seid. Denn wer mit Kalimba unterwegs ist, der geht mit einem Zeoparden durch die Gegend – deswegen bist du etwas ganz Besonderes. Und jedes Mal, wenn du deinen Daumen ansiehst oder drückst, kannst du dich daran erinnern, wie stark sich das anfühlt, mit Kalimba unterwegs zu sein. Was für ein tolles Gefühl das ist. Und dann kannst du wieder tief durchatmen und langsam wieder hierher zurückkehren. Drei – zwei – eins – und wieder hier ankommen.«

4.11 Extra-Mitmachaufkleber verteilen

Sitzung 4

Extra-Mitmach-aufkleber

> **Therapeuten**
>
> *Ziel:*
> Einhaltung der Regeln überprüfen und belohnen
>
> *Vorgehen:*
> Mit den Kindern überlegen, ob die Regeln eingehalten wurden und wer einen Extra-Mitmachaufkleber verdient hat. Mitmachaufkleber austeilen und Kinder für das Einhalten der Regeln loben.
>
> *Beachte:*
> Bekommt ein Kind keinen Extra-Mitmachaufkleber, kurz erklären warum und dann betonen, dass es in der nächsten Stunde eine weitere Chance gibt und zuversichtlich sein, dass es das Kind dann schaffen wird.

Hausaufgaben (Sitzung 4/K2)

Therapeuten

Ziel:
Vermitteln des Ablaufs der Hausaufgaben

Vorgehen:
Blatt mit Hausaufgaben für die zweite Kindersitzung und Themenbild an die Kinder austeilen

Hausaufgaben von den Kindern vorlesen lassen.

Kind: 1. Imaginationsübung üben. In dieser Woche darfst Du die zweite Übung anhören (Titel 2).

T: »Ihr dürft die Imaginationsübung jeden Tag hören, wenn ihr wollt. Mindestens aber sollt ihr sie fünfmal in der nächsten Woche anhören. Was dabei ganz, ganz wichtig ist: Nehmt euch für das Üben Zeit! Sorgt dafür, dass euch eine halbe Stunde lang nichts und niemand stören kann und dass ihr wirklich eure Ruhe habt und gut üben könnt!«

Kind: 2. Die Selbstimagination (Titel 3).
   Für jeden Tag, an dem du Titel 2 *und* 3 hörst, darfst du einen Kalimba-Aufkleber in deinen Mitmachbogen einkleben.

T: »Wenn ihr also an einem Tag die Imaginationsübung vom Schlafbaum und die Selbsthypnose anhört, bekommt ihr einen Kalimba-Aufkleber.«

Kind: 3. Benutze deine Sorgenkiste.

Kind: 4. Erfinde deine eigene Heldengeschichte mit dir als Held, in der die Bilder von den drei Kärtchen aus dem Training vorkommen. Male dazu ein Bild und besorge dir dafür einen Rahmen.

Kind: 5. Besorge dir deinen Schlafwerkzeugkasten!

T: »Wisst ihr denn, was ein Schlafwerkzeugkasten ist? In euren Schlafwerkzeugkasten sollen alle Dinge passen, die ihr hier im Training bekommen habt. Wenn ihr dann nach unserem Training einmal wieder einen von Kalimbas Tricks braucht, um gut schlafen zu können, dann wisst ihr genau, wo ihr alles findet.«

Kind: Fürs nächste Mal mitbringen:
   Dein Bild von deiner Heldengeschichte, deinen Schlafwerkzeugkasten, deine Schlaftrainings-Mappe, deinen kleinen Kalimba und deine Decke zum Sitzen.

Sitzung 5 (K3): Mein Werkzeugkasten – Was ich jetzt alles kann

In dieser Sitzung wird im Sinne der Integration und Konsolidierung der Blick auf alles gerichtet, was bisher in unserem Training erfahren und gelernt wurde.

Elternmanual S. 57

Thema	Zeit	Material	✓
Begrüßung Gruppenregeln aufhängen Nicht-Mitmachecke vorbereiten	5 Min	Kalimba groß, Kalimba klein, Gruppenregeln, Seil/Tuch, Gelbe und Rote Karte	
Revision der Hausaufgaben	10 Min	Große Kalimbakarten (Mitmach-karten) Content+PLUS	
Heldengeschichte	10 Min	Manual	
Werkzeugkasten	15 Min	Werkzeugkasten mit symbolischen Werkzeugen fürs Schlafen	
Quiz mit Lernzielkontrolle	20 Min	Kärtchen (für jedes Kind individuell passende Fragen), kleine Belohnungen Content+PLUS	
Imaginationsübung	15 Min	Manual	
Kalimbas Heimreise: Er verabschiedet sich	10 Min	Teebeutel, Feuerzeug/Streich-hölzer, Werkzeugkasten	
Hausaufgaben besprechen	5 Min	Manual, Hausaufgaben und Themenbilder für die Kinder	
Extra-Mitmachaufkleber	10 Min	Extra-Mitmachaufkleber	
Urkunden-Vergabe		Urkunden Content+PLUS	
Hausaufgaben			

5.1 Inhalte des Werkzeugkastens

Therapeuten

- Sorgenkiste
- Kalimba
- Schlafstern
- Imaginationsübungen
- Geschichten
- Kuscheldecke
- etc.

Werkzeugkasten

111

5.2 Begrüßung

> **Therapeuten**
>
> »Schön, dass ihr heute wieder alle gekommen seid. Wir haben uns auch schon darauf gefreut, nicht wahr, Kalimba?«
>
> [Kalimba nickt]
>
> »Wie ihr seht, haben wir wieder unsere *drei Gruppenregeln* mitgebracht und unsere *Nicht-Mitmachecke* vorbereitet. Wer weiß die Regeln noch?«
>
>
>
> [Hier Gedächtnis-Check machen!]
>
> *Gelbe und Rote Karte:*
> »Wer stört und nicht in die Nicht-Mitmachecke geht oder wer dort stört, bekommt – wie beim Fußball – von uns die *Gelbe Karte* gezeigt. Das ist die letzte Ermahnung, sich an unsere drei Gruppenregeln zu halten. Wir wiederholen sie deshalb jetzt noch mal:
>
> - *Wenn ich bei etwas nicht mitmachen will, gehe ich in die Nicht-Mitmachecke und beschäftige mich still.*
> - *Wenn ich mit einer Übung früher aufhöre, verhalte ich mich still und warte, bis die Übung zu Ende ist.*
> - *Wenn ein anderes Kind etwas erzählt, höre ich aufmerksam zu.*
>
> Wer nach der Gelben Karte immer noch stört, der bekommt – auch wie beim Fußball – die *Rote Karte* als Zeichen, dass er die nächsten *5 Minuten* draußen verbringen muss und dass er keinen Extra Mitmachaufkleber bekommt (positiver Verstärker fällt weg).
>
> Wer heute mitmacht und keine Gelbe oder Rote Karte gezeigt bekommen hat, der darf sich einen *Extra-Mitmachaufkleber* (werden vom Therapeuten mit einem Textmarker gelb angemalt, damit sie von den normalen anderen Aufklebern unterscheidbar sind) in seine Mappe kleben.«
>
> Um das noch mal zu verdeutlichen: Ihr wisst jetzt genau, welche Folgen euer Verhalten hat, wenn ihr mitmacht oder wenn ihr nicht mitmacht, so dass es eure Entscheidung ist, was passiert.«

5.3 Revision der Hausaufgaben

> **Therapeuten**
>
> »Lasst uns doch erst mal wieder gucken, wie ihr mit den Hausaufgaben vom letzten Mal zurechtgekommen seid.«
>
>
>
> *Die Mitmachbögen nachsehen und die großen Kalimba-Mitmachkarten austeilen, wenn mindestens sechs Aufkleber (fünf Aufkleber für Trance und Selbsthypnose + ein Extra-Mitmachaufkleber) in den Mitmachbogen geklebt wurden.*

5.4 Was klappt, was klappt nicht – Als Gruppe neue Ideen finden

Hier wird gemeinsam besprochen, was von dem bisher Vermittelten ausprobiert wurde und was davon bereits klappt und was nicht. Weiterhin wird es darum gehen, was das Kind noch (besser) lernen möchte. Hierzu werden in der Gruppe Ideen und Lösungsstrategien gesammelt.

Therapeuten

Hausaufgaben waren außerdem: Imaginationsübung, Selbsthypnose, Heldengeschichte, Sorgenkiste ausprobieren, Ressourcenflecken und Mitmachbogen

- »Wie hat euch die Imaginationsübung gefallen? Was habt ihr dabei erlebt?«
- »Wie hat euch die Selbsthypnose gefallen? Was habt ihr dabei erlebt?«
- »Habt ihr eure Sorgenkiste schon benutzen können und wo steht sie?«
- »Habt ihr noch mehr Zauberflecken gefunden?«
- »Welche Flecken benutzt ihr am meisten?«
- »Habt ihr alle eure Heldengeschichte dabei?«

Die Kinder dabei so oft wie möglich loben und positiv verstärken und zum Weitermachen ermuntern.

5.5 Heldengeschichte erzählen

Therapeuten

Ziel:
- Verdeutlichen, dass die Überwindung von Schlafproblemen sie einen »Helden« sein lässt.
- Die Kinder dazu anregen, ihrer Empfindung nachzuspüren und sie bewusst wahrzunehmen.
- Lokalisation der Empfindung zur besseren kinästhetischen Verankerung

Vorgehen:
Jedes Kind zeigt den anderen sein Bild und erzählt seine Geschichte. Die Kinder sollen uns ihr Helden-Bild (mit Rahmen) zeigen, ihre Geschichte erzählen und beschreiben wo und wie sie das »Heldengefühl« spüren können. Möglichst nah an Körpersensationen bleiben.

Beispiel:
T: »Wenn man es beispielsweise schafft, alleine zu schlafen, ist man ein Held. Wie fühlt es sich an, ein Held zu sein?«
   Kind: »Gut.«
   T: »Wie fühlt es sich an, wenn sich etwas gut anfühlt?« [Hier eventuell Antwortalternative vorgeben, wie z. B. warm, leicht, schwer]
   Wo fühlst du das? Im kleinen Zeh, im Daumen, im Bauch, in den Beinen, in den Muskeln am Oberarm? Im Kopf? In der Nasenspitze?«

Besprechen, wo die Kinder das Bild aufhängen werden.

- »Wo werdet ihr eure Heldenbilder aufhängen? Ein Heldenbild sollte so hängen, dass man es nachts sehen kann, wenn man ein Heldengefühl brauchen kann.«

Heldengeschichte und -bild

Sitzung 5

113

- »Wann kann man denn beim Schlafen ein Heldengefühl gebrauchen?«
- »Wann seid ihr denn Helden beim Schlafen?«

Weitere Fragen zur Hilfestellung:
- »Was machst du da auf dem Bild gerade?«
- »Wie fühlt sich das an? Wie fühlt es sich an, ein Held zu sein?«
- »Wo spürst du dieses Gefühl am meisten?«

5.6   Inhalte des Werkzeugkastens

Werkzeugkasten

Therapeuten

Ziel:
- Verdeutlichen, dass alle notwendigen Strategien gelernt werden

Vorgehen:
Kalimba präsentiert seinen eigenen Werkzeugkasten und bittet dann die Kinder, ihre mitgebrachten Werkzeugkisten vorzustellen. Dabei werden die Kinder gefragt, wofür man die einzelnen Werkzeuge brauchen kann.

K: »Ich weiß, ich habe für alles und jedes Problem beim Schlafen das nötige Werkzeug in meinem Werkzeugkasten. Ich muss mir nur das Richtige raussuchen. Deshalb ist es gut, wenn man genau dann, wenn man es braucht, auch das richtige Werkzeug findet. Und da kann es sehr hilfreich sein, sich immer wieder mal daran zu erinnern, was man alles drauf hat. Deshalb gehen wir jetzt noch mal alle Werkzeuge gemeinsam durch:«

- Kalimba und seine Zauberschlafflecken (besonders ausführlich)
- Schlafstern
- Sorgenkiste
- Imaginationsübungen, Selbsthypnose
- Kuscheldecke
- Die Heldengeschichte und das Bild dazu

K: »Super – dann kann ja nichts mehr passieren.«

5.7   Quiz mit Lernzielkontrolle

Quiz   Hier wird nach dem Prinzip »Was mache ich, wenn …?« den Kindern aufgezeigt und erfahrbar gemacht, welche Strategien, Lösungen und Ressourcen sie nun wie in einem Werkzeugkasten parat haben, um nach Bedarf das »Werkzeug« zu benutzen, das sie in einer bestimmten Situation benötigen. Dazu holt nun Kalimba seinen Werkzeugkasten hervor.

> **Therapeuten**
>
> *Vorgehen:*
> Karten bereithalten, die für jedes Kind individuell ausgesucht wurden. Die ausgewählten Fragen sollen sich (1) an speziellen Problemen des Kindes und (2) an seinen Lernfortschritten orientieren. Es können bereits bestehende Fragen verwendet oder neue entwickelt werden.
>
> **K:** »Um alle Dinge, die wir hier zusammen gelernt haben, noch einmal zu wiederholen, damit ihr euch alles gut merken könnt, machen wir jetzt zusammen ein kleines Spiel: ein Quiz, in dem ihr zeigen könnt, was ihr alles gelernt habt.«
>
> **T:** »Wir stellen jetzt jedem von euch nacheinander Fragen. Insgesamt bekommt jeder von euch drei Fragen gestellt. Wenn ihr alle drei Kärtchen richtig beantwortet habt, bekommt ihr eine kleine Belohnung. Habt ihr das verstanden? Gut, los geht's!«
>
> *Beachte:*
> Den Kindern nacheinander jeweils eine Frage stellen, bis jedem Kind drei Fragen gestellt wurden. Die Kinder dabei unterstützen, so dass jedes Kind alle drei Fragen beantworten kann und eine Belohnung bekommt. Eventuell durch andere Kinder bei der Beantwortung der Frage helfen lassen. Nach dem Quiz können die Kinder die richtig beantworteten Kärtchen gegen eine Belohnung (z. B. kleine Süßigkeit) eintauschen.

5.8 Imaginationsübung: Die Geschichte vom kleinen Kalimba

> **Therapeuten**
>
> »Und jetzt machen wir noch eine schöne Übung mit einer tollen Geschichte. Das ist die Geschichte vom kleinen Kalimba, der lernt, auch im Dunkeln zu sehen und dabei die Angst vor der Dunkelheit verliert. Durch die Vorstellung, dass man durch einen Zauberfleck ganz viele Schutztiere um sich herum haben kann, die beschützen, wird der Angst vor dem Alleinsein begegnet.
>
> *Kinder einen Alleine-Schlafen-Fleck auf Kalimba suchen und diesen aufladen lassen, anschließend folgende Geschichte mit langsamer und tiefer Stimme vorlesen.*
>
> »Und nun weißt du ja schon sehr gut, wie du in Trance gehen kannst. Du drückst diesmal deinen Kalimba-Fleck und schließt die Augen. Dann atmest du dreimal tief durch und drückst den Punkt – und eins – und zwei – und drei – und dann kannst du die Zauberrutsche sehen und hinaufsteigen – die Zauberrutsche sieht ganz, ganz außergewöhnlich aus – bei manchen glitzert sie sogar. Und wenn du hinaufgestiegen bist, dann musst du wieder einmal tief Luft holen und langsam auspusten … pfffffff. Und damit kannst du losrutschen – nach unten und zur Seite … hin und her … und mal schneller und mal langsamer und bei der Zauberrutsche geht es sogar nach oben … und nach unten … und schließlich siehst du wieder die große Hecke, rutschst hindurch und dann bist du angekommen im Zauberland. … Und heute kannst du Kalimba besuchen, als er noch ein Kind war. Ein Zeopardenkind, das abends beim Schlafengehen oft nicht sehr mutig war … und abends oft nicht einschlafen konnte.
>
> Der kleine Kalimba entdeckte immer, wenn er schlafen sollte, lauter interessante Dinge. Einmal bemerkte er, als seine Mama gerade das Licht ausgemacht hatte, dass er mit seinem Bett Musik machen kann, wenn er darauf herumhopst. Er rief seine Mama, um ihr das zu

Imaginations-
übung vorlesen

Sitzung 5

zeigen. »Das ist interessant, aber laut und es stört uns. Schlaf jetzt, kleiner Kalimba«, sagte die Mama. Aber da fiel ihm ein, dass er seinem Papa noch mal Gute Nacht sagen wollte und er stand auf und rannte zu ihm hin. »Gute Nacht, kleiner Kalimba«, brummte der Papa. »Geh jetzt schön schlafen!« Mama deckte ihn zu und machte wieder das Licht aus. »Was die jetzt wohl machen?«, fragte sich der kleine Kalimba, während er sich im Bett herumwälzte. Leise stand er auf und spitzelte ins Wohnzimmer. Mama und Papa schauten fern. »Kleiner Kalimba«, sagten sie, als sie die kleine Kalimbaschnauze durch den Türspalt gucken sahen. »Es ist Schlafenszeit!« »Vor meinem Fenster raschelt was!«, sagte der kleine Kalimba. Papa stand auf. »Für alles gibt es eine Erklärung«, sagte er und ging mit ihm ins Kinderzimmer und machte das Fenster auf. »Siehst du, ein Igel«, sagte er. »Er sucht nach Essen. Du kannst beruhigt schlafen.« Dann ging er wieder ins Wohnzimmer zur Mama. Nach einer Weile stand der kleine Kalimba wieder da. »Ich kann nicht liegen bleiben, weil ich nicht schlafen kann. Ich will bei euch sein.«, sagte der kleine Kalimba. »Ausnahmsweise darfst du bei uns schlafen«, sagte die Mama, und alle drei legten sich ins Bett von Papa und Mama. Sofort war der kleine Kalimba eingeschlafen. Am nächsten Abend saßen Mama und Papa im Wohnzimmer und lasen. Der kleine Kalimba tappte herein und sagte: »In meinem Zimmer ist es so dunkel!« »Zeig mal«, sagte der Papa und ging mit dem kleinen Kalimba ins Kinderzimmer. »Jetzt machen wir das Licht aus und warten eine Weile. Schau, wenn sich die Augen an die Dunkelheit gewöhnt haben, kann man alles erkennen: den Schrank …« »Stimmt«, sagte der kleine Kalimba. »… und den Stuhl« – »Ja!«, sagte der kleine Kalimba. »… kannst du mich auch sehen?«, fragte Papa. »Ja«, sagte der kleine Kalimba. »Siehst du, es ist alles in Ordnung«, sagte Papa. »Du kannst beruhigt schlafen.« Aber nach einer Weile stand der kleine Kalimba wieder im Wohnzimmer. »Es ist alles in Ordnung«, sagte er. »Aber ich kann trotzdem nicht schlafen. Ich will bei euch sein.« Mama und Papa nahmen den kleinen Kalimba wieder mit in ihr Bett. »Ich hole noch meinen Teddy«, sagte der kleine Kalimba. »Der kann noch kommen«, sagte Mama, »aber für mehr Tiere ist kein Platz!« »Nur noch den kleinen Hund!«, sagte der kleine Kalimba. »Nein, das wird zu eng«, sagte der Papa. »Aber der Affe!«, bat der kleine Kalimba. »Auf keinen Fall, man kann sich ja gar nicht mehr umdrehen!«, sagte daraufhin die Mama. Der kleine Kalimba lief in sein Zimmer. »Mein armer Affe«, dachte er. »Er will bestimmt nicht ohne mich schlafen. Und der kleine Hund! Vielleicht braucht er mich ja in der Nacht.« Er tappte noch mal ins Schlafzimmer. »Mama, Papa«, fing er an, »meint ihr, ihr könnt vielleicht auch ohne mich einschlafen? Ich glaube, ich muss in meinem Bett bleiben, bei meinen ganzen Tieren.« »Ja, das ist eine sehr gute Idee«, sagte die Mama. »Und weißt du was, du kannst deinen Zauberfleck benutzen, mit dem du alle deine Beschützerfreunde einladen kannst, dann brauchst du gar keine Angst mehr zu haben.« Und da ging Kalimba in sein Zimmer, legte sich in sein Bett und drückte seinen Zauberfleck, atmete dreimal tief durch und schon kamen seine Beschützerfreunde – lauter Zeoparden mit Zauberkräften, unbesiegbar und unglaublich stark. Sie legten sich alle um sein Bett herum und passten die ganze Nacht auf ihn auf. Und dann war es Kalimba ganz wohl, er fühlte sich sicher, denn seine Beschützer waren ja alle da. Er nahm seine Kuscheltiere in den Arm und schlief ein.

Das war die Geschichte, die mir Kalimba mal aus seiner Kindheit erzählt hat.

Wenn du willst, kannst du dieses sichere Gefühl einfach mitnehmen, wenn du jetzt langsam wieder zu deiner Zauberrutsche zurückgehst und hierher rutschst. Und los geht's wieder … in deinem Tempo mit deiner Rutsche hoch und runter und du kannst alle guten Gefühle hierher mitnehmen, und dir jederzeit mehr davon holen. Und dann kannst du Arme und Beine wieder bewegen und … am Ende die Augen aufmachen.«

5.9 Zum Schluss: Kalimbas Heimreise

Der große Kalimba verabschiedet sich von den Kindern, weil er natürlich zurück ins Zauberland muss. Er sagt den Kindern, dass er ihnen alles beigebracht hat, was er weiß, wünscht ihnen viel Glück und kehrt auf demselben Weg zurück, wie er gekommen ist (Zauberrakete).

Kalimba verabschiedet sich von den Kindern

Therapeuten

T: »Kalimba hat mir heute Morgen verraten, dass er heute nach Hause muss. Er meint, was ihr hier mit ihm gemacht habt, könnt ihr nun auch alleine! Ihr seid jetzt eure eigenen Schlafexperten, die vom großen Schlaf-Zeoparden Kalimba, vom Meister höchstpersönlich, gelernt haben. Ihr habt ja auch euren eigenen kleinen Kalimba und euren eigenen Zauberschlafwerkzeugkasten! Stimmt's, Kalimba?«

K: »Ja, stimmt! Ich habe euch alle Tricks und Kniffe gezeigt, die ich kenne:

- die Zauberflecken
- den Schlafstern
- die Sorgenkiste
- die Trance
- dass man mit einem Zubettgehritual viel besser schlafen kann
- dass das eigene Bett etwas Wichtiges ist und man sich dort richtig wohl fühlen kann.

Ich glaube, jetzt kann ich wieder mit meiner Zauberrakete zurück ins Zauberland abschwirren! Aber die kleinen Kalimbas lasse ich euch natürlich da, denn eines verrate ich euch noch ganz zum Schluss: Wenn man was richtig gut können will, sollte man immer weiter daran üben, damit es auch wirklich gut klappt!

Es war übrigens sehr schön hier und hat mir viel Spaß gemacht mit Euch! Das muss ich jetzt alles meinen Freunden im Zauberland erzählen. Die warten bestimmt schon auf mich. Wenn ich jetzt schnell losdüse, komme ich vielleicht noch im Zauberland an, bevor sie schlafen gehen!

Tschüss, vergesst mich nicht und schlaft gut!!!«

Hier wieder den Zaubertrick »Die Zauberrakete« mit dem Teebeutel anwenden. Kalimba verschwindet dabei.

Hausaufgaben (Sitzung 5/K3)

Therapeuten

Ziel:
Vermitteln des Ablaufs der Hausaufgaben

Vorgehen:
Blatt mit Hausaufgaben für die dritte Kindersitzung und die beiden Themenbilder an die Kinder austeilen

Hausaufgaben von den Kindern vorlesen lassen.

Kind: 1. In dieser Woche darfst Du die dritte Imaginationsübung anhören (Titel 4).

T: »Ihr dürft die Imaginationsübung jeden Tag hören, wenn ihr wollt. Mindestens aber sollt ihr sie fünfmal in der nächsten Woche anhören. Was dabei ganz, ganz wichtig ist: Nehmt euch für das Üben Zeit! Sorgt dafür, dass euch eine halbe Stunde lang nichts und niemand stören kann, und dass ihr wirklich eure Ruhe habt und gut üben könnt!«

Kind: 2. Üben der Selbsthypnose (Titel 3).
Für jeden Tag, an dem du *beide* Titel hörst, darfst du einen Kalimba-Aufkleber in deinen Mitmachbogen einkleben.

Kind: 3. Mach die *Zauberatmung* und benutze deinen *Schlafwerkzeugkasten*, wenn du ihn brauchst.

5.10 Extra-Mitmachaufkleber verteilen

Extra-Mitmach-
aufkleber

Therapeuten

Ziel:
Einhaltung der Regeln überprüfen und belohnen

Vorgehen:
Mit den Kindern überlegen, ob die Regeln eingehalten wurden und wer einen Extra-Mitmachaufkleber verdient hat. Extra-Mitmachaufkleber (ggf. gelb) austeilen und Kinder für das Einhalten der Regeln loben.

5.11 Urkunden

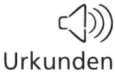

Urkunden

Therapeuten

Der Therapeut gibt jedem Kind noch eine Urkunde zur erfolgreichen Teilnahme an Kalimbas Zauberschlaftraining. Die Übergabe der Urkunden sollte möglichst feierlich gestaltet werden und die Kinder für ihre gute Mitarbeit im Training gelobt werden. (z. B. Kind auf einen Stuhl (»Siegerpodest«) steigen lassen und applaudieren).
   Nun wird auch überprüft, wer das Trainingsziel erreicht hat und die vereinbarte Belohnung einlösen darf.

Sitzung 6 (E3): Wiederholung & Durchhalten

Thema	Zeit	Material	✓	Elternmanual S. 60
Begrüßung	15 Min			
Überblick über die Sitzung				
Besprechung der Hausaufgaben	45 Min			
Verhaltensanalyse		PowerPoint-Folie: Einigkeit **Content+**^{PLUS}		
Erziehungsstrategien		Manual		
Einen Plan machen		PowerPoint-Folie: Beispiel **Content+**^{PLUS}		
Belohnungssystem				
Typische Fallen	5			
Hintergründe des eigenen Verhaltens erkennen	10			
Tipps für das Selbsterfinden von Geschichten	10 Min	Manual		
Muss-/Kann-Regeln nochmal ausfüllen lassen	10 Min	Muss-/Kann-Regeln		
Hausaufgaben	5 Min	Manual		
Schlafprotokolle einsammeln				

Begrüßung und Überblick über die Sitzung

> **Therapeuten**
>
> »Ich begrüße Sie zu unserer dritten und letzten Elternsitzung. Zunächst gebe ich Ihnen wie gewohnt einen kurzen Überblick über die heutigen Themen.«

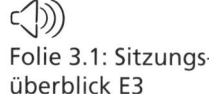

Folie 3.1: Sitzungs-überblick E3

Revision der Hausaufgaben

> **Therapeuten**
>
> »Was haben Sie vorbereitet? Was haben Sie ausprobiert?
> Was hat geklappt?
> Gibt es Fragen oder Probleme?«
>
> *1. Schritt: Wo liegt das Problem (Verhaltensanalyse)?*
>
> *2. Schritt: Was soll sich ändern? Was ist Ihr Ziel?*
>
> *3. Schritt: Umsetzung (Erziehungsstrategien, einen Plan machen, Belohnungssystem für die Zeit nach dem Training)*
>
> Den Plan der Eltern auf folgende Merkmale hin prüfen:
>
> - Ziele, geplante Schritte: Realistisch und erreichbar, sinnvoll mit Blick auf das Gesamtziel?
> - Belohnung: Attraktiv, angemessen, zeitnah umsetzbar?
> - Konsequenzen: Sehr unattraktiv bei Ausbleiben der Belohnung?
>
> Strategien der Kinder: Gibt es Fragen? Was setzen die Kinder schon ein? Eltern ermuntern, die Strategien der Kinder in ihren Plan mit aufzunehmen!

Sitzung 6 – Inhaltlicher Einstieg

6.1 Tipps zum Belohnungssystem

Belohnungssystem Damit das Belohnungssystem der Eltern erfolgreich sein kann, ist es wichtig, die folgenden Punkte zu beachten:

- Sind die *Anforderungen* realistisch, erreichbar, attraktiv?
- Ist die *Belohnung* attraktiv, angemessen, zeitnah umzusetzen?
- Sind die *Konsequenzen* sehr unattraktiv beim Ausbleiben der Belohnung?

6.2 Typische Fallen

Elternmanual S. 60

> **Therapeuten**
>
> *Ziel:*
> Auf mögliche Fallen hinweisen, intermittierende Verstärkung erklären und zu konsequentem Verhalten ermutigen.
>
> *Vorgehen:*
> Text kurz besprechen und das Problem der intermittierenden Verstärkung erläutern.
>
> *Beachte:*
> Deutlich machen, dass es trotzdem immer wieder zu Rückfällen kommen kann, diese aber durch anschließende Konsequenz schnell wieder aufgefangen werden können.

Den Eltern und ihrem Kind geht es nicht jeden Tag gleich. Mal ist es leichter, sich an die Dinge zu halten, die sie gemeinsam vereinbart haben, mal ist es schwerer. Wenn die Eltern in schwierigen Momenten kurz davor sind, alles über Bord zu werfen, sollten sie daran denken: »Wenn ich schwach werde, zeige ich meinem Kind, dass die Regeln nicht zuverlässig sind und es wird sich wieder so verhalten wie früher. Es wird lernen, wenn es nur lange genug z. B. an meinem Bett steht und bettelt, kann es mich umstimmen.«

Es ist also wichtig, dass die Eltern möglichst auch in schwierigen Situationen nicht nachgeben und dass sie nur Dinge mit ihrem Kind vereinbaren, die sie auch durchhalten können.

Natürlich wird man trotz all dieser guten Vorsätze hin und wieder schwach. Dann sollten die Eltern dafür sorgen, dass es eine Ausnahme bleibt, indem sie direkt danach umso konsequenter einhalten, was vereinbart war. Da ihr Kind schon einmal gelernt hat, sich anders bzw. besser zu verhalten (z. B. alleine einzuschlafen), wird es das mit der elterlichen Konsequenz auch wieder schnell schaffen.

Fallen erkennen

6.3 Hintergründe des eigenen Verhaltens erkennen

Das Verhalten von Eltern im Umgang mit ihren Kindern in Problemsituationen wird meist durch zwei im Hintergrund stehende Gedanken beeinflusst: Zum einen haben Eltern oft die Angst, ihr Kind zu traumatisieren, wenn sie es beim Schlafen bspw. in seinem Bett alleine und nicht mehr im Elternbett schlafen lassen. Der zweite Gedanke ist die Angst, sich nicht gegen das eigene Kind durchsetzen zu können, weil es mit seinen Ansprüchen stärker ist als man selbst. Die zwei großen Themen sind also meist: Angst und Macht.

Eigenes Verhalten analysieren

Um mit schwierigen Situationen umgehen zu können, sollten sich die Eltern überlegen, welches Thema im Umgang mit ihrem Kind gerade die größere Rolle spielt. Zur Unterscheidung zwischen Angst beim Kind und Machtansprüchen durch das Kind kann folgende Frage hilfreich sein:

Kann nur ich mein Kind trösten, wenn es Angst hat, oder kann das auch eine andere Person?

→ Wenn nur die Eltern das Kind trösten können, steht vermutlich das Thema »Macht« im Vordergrund. Das Kind versucht, durch sein Verhalten die Aufmerksamkeit der Eltern zu bekommen, um seine Ansprüche durchzusetzen.

→ Wenn jedoch »Angst« im Vordergrund steht, kann auch eine andere vertraute Person das Kind trösten und ihm Schutz und Sicherheit geben (z. B. Oma, Opa oder Babysitter).

Je nachdem, welches Thema die Interaktion mit ihrem Kind gerade prägt, unterscheiden sich die Strategien, wie die Eltern mit dem Problem umgehen können.

Steht das Thema »Macht« im Vordergrund, ist vor allem ein konsequentes Verhalten aufseiten der Eltern notwendig, damit das Kind merkt, dass sie die Eltern und der Kompass für ihr Kind sind.

Steht das Thema »Angst« im Vordergrund, können Strategien hilfreich sein, die Sicherheit und Schutz vermitteln, wie z. B. eine Taschenlampe am Bett, ein Faden, der die Eltern mit dem Kind verbindet, drei Bälle (vgl. »Ängstlichkeit: Nicht alleine schlafen können«).

6.4 Metaphern & Geschichten

Therapeuten

Ziel:
Anregen eigener Geschichten

Vorgehen:
Text kurz besprechen und vorstellen, um was es geht. Zum Lesen zuhause ermuntern.

Elternmanual S. 61

Sitzung 6

121

Auf den Seiten der ersten Sitzung haben wir den Eltern unsere Geschichtensammlung vorgestellt und Tipps fürs Erzählen gegeben. Jetzt möchten wir ihnen einige Anregungen zum Selbsterfinden von Geschichten geben. Natürlich ist stets ihre Phantasie das Wichtigste. Uns geht es hier um Hinweise für die Eltern, wie die Geschichten eine möglichst unterstützende oder heilsame Wirkung bekommen. Sie können die Tipps Schritt für Schritt zur Entwicklung eigener Geschichten verwenden.

6.4.1 Tipps für das Selbsterfinden von Geschichten (nach Brett 2000)

Elternmanual S. 62

Geschichten selbst erfinden

1. Die Eltern sollen sich in die Lage ihres Kindes versetzen und versuchen, das Problem aus seiner Sicht zu sehen. Wie fühlt sich das Kind?
2. Sie sollen sich die Botschaft der Geschichte überlegen. Welche Art von Lösung oder Entscheidungshilfe wollen sie ihrem Kind damit nahebringen (z. B. dass man bei Freunden Trost findet)?
3. Die Eltern erfinden einen Helden (oder eine Heldin), der die Schwierigkeiten ihres Kindes repräsentiert. Er (oder sie) kann z. B. dieselben oder ähnliche Ängste oder Sorgen haben. Dadurch kann sich das Kind mit diesem Helden identifizieren und selbst an der Geschichte Anteil nehmen.
4. Die Eltern sollen dem Helden Stärken und Talente geben, die auch ihr Kind besitzt. Das zeigt, dass jeder auch starke Seiten hat – selbst wenn er sich fürchtet oder Probleme hat. In einer solchen Lage wird das oft vergessen.
5. Die Eltern entwickeln die Handlung so, dass sie den Konflikt ihres Kindes zeigt und führen es dann zu der positiven Lösung.
6. Beim Erzählen sollen die Eltern auf die Reaktionen ihres Kindes achten. Sie können gut erkennen, wann ihre Geschichte ihr Kind berührt, wann es von ihr gefesselt scheint.
7. Sie sollten auf Fragen oder Kommentare ihres Kindes reagieren. Oft ist es genauso gut, statt einer Antwort eine Frage zurückzugeben: »Was denkst du denn?« Beides gibt wertvolle Hinweise darauf, wie und was das Kind denkt.
8. Wenn die Eltern den Grund der kindlichen Probleme nicht kennen, können sie während der Geschichte Fragen stellen, um Hinweise auf solche Hintergründe zu erhalten.
9. Wenn ihr Kind eine Lösung versucht, die die Eltern in einer Geschichte vorgeschlagen haben und sie nicht klappt, erzählen sie eine Fortsetzungsgeschichte von einem Kind, dem das genau so ging und das nicht aufgab und eine andere Lösung fand. Es ist auch gut, hier zu betonen, wie stolz das Kind darauf war, dass es immer neue Versuche startete.
10. Die Eltern sollen darauf achten, dass ihre Wortwahl und die Dauer der Geschichte ihrem Kind angemessen sind.

Das Wichtigste beim Erfinden und Erzählen von Geschichten ist, dass weder die Eltern noch ihre Geschichte perfekt sein müssen! Sie können sich einfach korrigieren, wenn ihr Kind einen »Fehler« in der Geschichte bemerkt. Es kann sehr amüsant sein, wenn Mama oder Papa nicht einmal eine einfache Geschichte behalten können.

6.5 »Muss«- und »Kann«-Regeln nochmals ausfüllen lassen

Therapeuten

Therapeuten

»Gut. Damit Sie und auch wir sehen, was Sie von den Regeln inzwischen bereits umgesetzt haben, bitten wir Sie, die *Muss- und Kann-Regeln jetzt nochmals auszufüllen*. Diese finden Sie im Manual am Ende der heutigen Elternsitzung.«

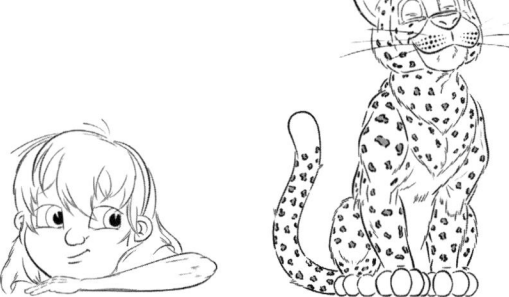

6.5.1 Schlafregeln-Checkliste

Eltern

Überprüfen Sie nochmals, welche Schlafregeln der *»Muss«-Kategorie* Sie schon umsetzen, und um welche Sie sich noch kümmern müssen. Ziehen Sie die Auflistung aus der ersten Sitzung (E1) zum Vergleich heran!

Elternmanual S. 63

Checkliste: »Muss«-Regeln	☺ Halten wir ein	! Wollen wir noch einhalten
Regelmäßige Aufsteh- und Zubettgehzeiten (maximaler Unterschied: 1 h) Regelmäßigkeit (nicht nur in Bezug auf die Schlafenszeiten, sondern auch Essenszeiten) stellt eine notwendige Voraussetzung dafür dar, dass sich die verschiedenen biologischen Rhythmen des Körpers des Kindes aufeinander abstimmen können. Die Einhaltung einer regelmäßigen Aufstehzeit ist dabei am wichtigsten, denn die Aufstehzeit ist für unsere biologischen Rhythmen der »Ankerpunkt«.	☐	☐
Wenn Nickerchen, dann maximal 10 Minuten und vor 15.00 Uhr Zu viel und zu spätes Schlafen tagsüber kann dazu führen, dass das Kind am Abend nicht müde ist und erst spät einschlafen kann. Schläft es jedoch noch nachmittags, so sollte dieser kurze Schlaf von ca. 10 Min. vor 15:00 Uhr stattfinden.	☐	☐
Bei Müdigkeit umgehend ins Bett Eindösen, z. B. auf dem Sofa vor dem Fernseher, kann das Einschlafen im Bett erschweren.	☐	☐
Ernährung: 1–2 Stunden vor dem Zubettgehen nur leicht verdauliche Nahrung, v. a. abends keine koffeinhaltigen Getränke (z. B. Cola, Spezi, Energydrinks) Bei der Verdauung muss der Körper arbeiten und das macht wach. Koffein regt den Körper an und erschwert oder verhindert so das Einschlafen.	☐	☐

Sitzung 6

Checkliste: »Muss«-Regeln	☺ Halten wir ein	! Wollen wir noch einhalten
2 h vor dem Zubettgehen kein Fernsehen/Computerspielen Die vielen Geräusche und Bilder müssen vom Körper verarbeitet werden, machen das Kind wach und hindern es am Einschlafen.	☐	☐
Körperliche und geistige Aktivität tagsüber fördern, 1–2 Stunden vor dem Schlafengehen ruhigen Beschäftigungen nachgehen Wenn das Kind tagsüber geistig und körperlich gefordert wird, fördert dies die Müdigkeit am Abend. 1–2 Stunden vor dem Schlafengehen sollte das Kind jedoch zur Ruhe kommen, damit sich der Körper auf den Schlaf vorbereiten kann.	☐	☐
Zapfenstreich: 21.00 Uhr Je nach Alter und persönlichem Bedarf brauchen Kinder unterschiedlich viel Schlaf. Wir empfehlen bei Kindern im Alter zwischen 5–10 Jahren, spätestens um 21.00 Uhr das Licht auszumachen.	☐	☐
Das Bett ist NUR zum SCHLAFEN da Dadurch lernt der Körper, dass im Bett geschlafen wird und kann sich darauf vorbereiten. Außerdem werden Dinge, die den Schlaf stören, wie z. B. Hausaufgaben, Lesen oder Toben, nicht mit dem Bett verbunden.	☐	☐
Regelmäßiges Zubettgehritual Ein Zubettgehritual besteht aus bestimmten Handlungen, die vor dem Zubettgehen immer in der gleichen Reihenfolge durchgeführt werden (z. B. Umziehen für die Nacht, Zähneputzen, eine Geschichte auf dem Sofa). Dies bereitet sowohl das Kind als auch seinen Körper auf das Schlafen vor. Das Zubettgehritual sollte aber nicht länger als 30 Minuten dauern.	☐	☐
Eltern sollten ihr Kind NIEMALS zur Strafe ins Bett schicken Dadurch wird das Bett und das Im-Bett-Sein etwas Schlechtes und Unangenehmes für das Kind.	☐	☐

6.5.2 Schlafregeln-Checkliste

Elternmanual S. 64

Eltern

Überprüfen Sie nochmals, welche Schlafregeln der *»Kann«-Kategorie* Sie schon umsetzen, und um welche Sie sich noch kümmern müssen. Ziehen Sie die Auflistung aus der ersten Sitzung (E1) zum Vergleich heran!

Checkliste: »Kann«-Regeln	☺ Halten wir ein	! Wollen wir noch einhalten
Elternbett: Ein exklusiver Zufluchtsort Das Elternbett sollte nur ein Zufluchtsort in Ausnahmesituationen sein. Das Kinderzimmer soll für das Kind die Aufgabe des eigenen Schutzraums haben und behalten. Es sollte auf sein eigenes Bett stolz sein. Die Eltern sollen überlegen, was sie dazu noch beitragen können (siehe auch Gestaltung des Schlafplatzes).	☐	☐
Schlafförderliche Schlafumgebung Abends sollen die Eltern im Zimmer ihres Kindes kein helles Licht machen und möglichst alle Lärmquellen beseitigen. Sie sollten ebenfalls nicht in ihrer Wohnung rauchen, denn dies stört den Schlaf ihres Kindes.	☐	☐

Checkliste: »Kann«-Regeln	☺ Halten wir ein	! Wollen wir noch einhalten
Nächtliches Aufwachen: Kein Licht, kein Essen So verhindern die Eltern, dass ihr Kind durch das Licht noch wacher wird und dass es ihre Zuwendung mit Helligkeit und die Dunkelheit mit Alleinsein verbindet. Regelmäßiges Essen in der Nacht führt innerhalb kurzer Zeit dazu, dass der Körper nachts von selber wach wird, weil er erwartet, »gefüttert« zu werden.	☐	☐
Die Eltern sollten ihr Kind möglichst abwechselnd ins Bett bringen Dies vermeidet zum einen, dass das Schlafengehen an eine bestimmte Person gekoppelt ist und fördert somit die Selbstständigkeit des Kindes bezüglich des Einschlafens. Außerdem erfährt es dadurch von beiden Elternteilen die nötige Zuwendung und muss sie nicht später durch wiederholtes Aufstehen und Quengeln »nachbessern«.	☐	☐
Keine Uhr am Bett Der Blick auf die Uhr kann ein älteres Kind unter Druck setzen (»Jetzt ist es schon 24.00 Uhr und ich schlafe immer noch nicht«) und dadurch den Schlaf stören. Drehen Sie am besten den Wecker/die Uhr Ihres Kindes so, dass Ihr Kind ihn/sie gar nicht sehen kann, oder stellen Sie ihn/sie ganz weg.	☐	☐
Kind wach ins Bett bringen Die Eltern sollten ihr Kind wach ins Bett bringen und das Zimmer verlassen, bevor es eingeschlafen ist. Sonst verbindet es das Einschlafen beständig mit ihrer Anwesenheit.	☐	☐
Kind selbst das Licht löschen lassen Die Eltern sollten ihr Kind selbst das Licht ausmachen lassen. Das stärkt das Kontrollempfinden und die Selbstständigkeit.	☐	☐

Hausaufgaben (Sitzung 6/E3)

... für Sie, die Eltern

Zum Abhaken

☐ 1. Halten Sie die Schlafhygieneregeln (Muss- und Kann-Regeln) mindestens solange ein, bis sich das Schlafproblem deutlich gebessert hat oder ganz verschwunden ist.

Elternmanual S. 66

☐ 2. Wenden Sie die besprochenen Erziehungsstrategien, insbesondere im Umgang mit dem Schlafproblem Ihres Kindes, weiterhin an.

☐ 3. Wenn ein Problem auftaucht, für das Sie zunächst keine Lösung wissen, gehen Sie die Verhaltensanalyse durch und versuchen Sie dadurch, auf eine Strategie zu kommen.

☐ 4. Setzen Sie Ihr nächstes Ziel und Ihr selbst entwickeltes Belohnungssystem um.

☐ 5. Bitte führen Sie das Schlafprotokoll vollständig und korrekt.

☐ 6. Wenn Ihr Kind nach Hilfe beim Einschlafen verlangt, erinnern Sie es immer zuerst an die Inhalte seines Werkzeugkastens! Unterstützen Sie es stets dabei, selbstständig eine für sich passende Hilfe zu finden. Folgende Fragen können dabei hilfreich sein: »Was könnte Dir denn jetzt dabei helfen? Was hast Du gelernt? Was hat früher schon mal geholfen?«

☐ 7. Achten Sie darauf, dass Ihr Kind weiterhin regelmäßig seine Imaginations- und Atemübungen macht. Am besten ist es, wenn Sie diese Übungen mit in das Belohnungssystem einbauen.

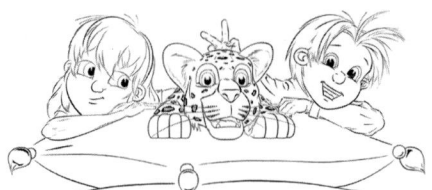

Die Schlafprotokolle sind einzusammeln.

Viel Erfolg!

Literatur

Achenbach, T. M. (1991). Integrative Guide to the 1991 CBCL/4–18, YSR, and TRF Profiles. Burlington: University of Vermont, Department of Psychology.

Adair, R. H.; Bauchner, H.; Philipp, B.; Levenson, S. & Zuckerman, B. (1991). Night waking during infancy: Role of parental presence at bedtime. Pediatrics 87, 500–504.

Adams, L. A. & Richert, V. I. (1989) Reducing bedtime tantrums – comparison between positive routines and graduated extinction. Pediatrics 84, 756–761.

American Academy of Sleep Medicine (2001). ICSD-R – International classification of sleep disorders, revised: Diagnostic and coding manual. Chicago: American Academy of Sleep Medicine.

American Psychiatric Association (APA) (1994). Diagnostic and statistical manual of mental disorders, 4th ed. DSM IV. Washington/DC.

Anders, T. F.; Carskadon, M. A.; Dement, W. C. & Harvey, K. (1978). Sleep habits of children and the identification of pathologically sleepy children. Child Psychiatry and Human Development 9, 53–63.

Anders, T. F. & Eiben, L. A. (1997). Pediatric sleep disorders: a review of the past 10 years. Journal of the American Academy of Child and Adolescent Psychiatry 36, 9–20.

Backhaus, J. (1997): Insomnie – Epidemiologie, Ätiologie, Psychotherapie. Dissertation, Universität Freiburg.

Baeyens, D. et al. (2005). Behavioral problems and attention-deficit hyperactivity disorder in children with enuresis: a literature review. European Journal of Pediatrics 164(11), 665–672.

Bonnet, M. H. (1985). Effects of sleep disruption on sleep performance, and mood. Sleep 8, 11–19.

Brett, D. (2000). Anna zähmt die Monster. Therapeutische Geschichten für Kinder. Salzhausen: Iskopress.

Bruni, O.; Ottaviano, S.; Guidetti, V.; Romoli, M.; Innocenzi, M.; Cortesi, F. & Giannotti, F. (1996). The sleep disturbance scale for children (SDSC). Construction and validation of an instrument to evaluate sleep disturbances in childhood and adolescence. Journal of Sleep Research 5, 251–261.

Bruni, O.; Verrillo, E.; Milano, S. & Ottaviano, S. (2000). Clinical and historical predictors of sleep disturbances in school-age children. Sleep and Hypnosis 4, 147–151.

Chervin, R. et al. (2002). Inattention, Hyperactivity, and Symptoms of Sleep-Disordered Breathing. Pediatrics 109(3), 449–456.

Cortese, S.; Faraone, S. V.; Konofal, E. & Lecendreux, M. (2009). Sleep in Children With Attention-Deficit/Hyperactivity Disorder: Meta-Analysis of Subjective and Objective Studies Journal of the American Academy of Child & Adolescent Psychiatry 48(9), 894–908.

Dahl, R. E. (1996). The regulation of sleep and arousal: Development and psychopathology. Development and Psychopathology 8, 3–27.

Döpfner, M.; Plück, J.; Bölte, S.; Lenz, K.; Melchers, P. & Heim, K. (1998). Arbeitsgruppe Deutsche Child Behavior Checklist. Elternfragebogen über das Verhalten von Kindern und Jugendlichen. Deutsche Bearbeitung der Child Behavior Checklist (CBCL/4–18). 2. Auflage mit deutschen Normen. Einführung und Anleitung zur Handauswertung. Köln: KJFD, Arbeitsgruppe Kinder-, Jugend- und Familiendiagnostik.

Esser, G. & Schmidt, M. H. (1987). Epidemiologie und Verlauf kinderpsychiatrischer Störungen im Schulalter – Ergebnisse einer Längsschnittstudie. Nervenheilkunde 6, 27–35.

Ferber, R. (1990). Sleep schedule-dependent causes of insomnia and sleepiness in middle childhood and adolescence. Pediatrician 17, 13–20.

Ferber, R. (1995). Assessment of sleep disorders in the child. In: R. Ferber, M. Kryger (Eds.): Principles and practice of sleep medicine in the child. Philadelphia: Saunders, 45–53.

Ferber, R. (1996a). Clinical assessment of child and adolescent sleep disorders. Child and Adolescent Psychiatric Clinics of North America 5, 569–579.

Ferber, R. (1996b). Schlaf, Kindlein, schlaf. Schlafprobleme bei Kindern. 2. Auflage. Kehl: Edition Trobisch.

France, K. G.; Henderson, J. M. & Hudson, S. M. (1996). Fact, Act, and Tact: A Three-Stage Approach to Treating the Sleep Problems of Infants and Young Children. Child & Adolescent Psychiatric Clinics of North America 5, 581–599.

Fricke-Oerkermann, L. & Lehmkuhl, G. (2007). Nichtorganische Schlafstörungen im Kindesalter. Monatsschrift für Kinderheilkunde 155, 616–623.

Gregory, A. M. & O'Connor, T. G. (2002). Sleep problems in childhood: A longitudinal study of developmental change and association with behavioral problems. Journal of the American Academy of Child and Adolescent Psychiatry 41, 964–971.

Garland, E. J. (1995). The relationship of sleep disturbances to childhood panic disorder. In: C. E. Shaefer (Ed.) Clinical Handbook of Sleep Disorders in Children, Jason Aronson: Northvale NJ.

Hagenah, U. (2002). Schlafstörungen bei kinder- und jugendpsychiatrischen Erkrankungen. Zeitschrift für Kinder- und Jugendpsychiatrie und Psychotherapie 30(3), 185–198.

Hajak, G. & Rüther, E. (1995): Insomnie. Ursachen, Diagnostik und Therapie. Berlin: Springer.

Iglowstein, I.; Jenni, O. G.; Molinari, L. & Largo, R. H. (2003). Sleep Duration From Infancy to Adolescence: Reference Values and Generational Trends. Pediatrics 111, 302–307.

Jenni, O. G.; Fuhrer, H. Z.; Iglowstein, I.; Molinari, L. & Largo, R. H. (2005). A longitudinal study of bed sharing and sleep problems among Swiss children in the first 10 years of life. Pediatrics 115, 233–240.

Kahn, A. (2001). Die Schlafschule. Mein Kind lernt schlafen. München: dtv.

Kahn, A.; van de Merckt, C.; Rebuffat, E.; Mozin, M. J.; Sottiaux, M.; Blum, D. & Hennart, P. (1989). Sleep problems in healthy preadolescents. Pediatrics 84, 542–546.

Kanfer, F. H.; Reinecker, H. & Schmelzer, D. (1991). Selbstmanagement-Therapie. Berlin: Springer.

Kazdin, A. E. (1995). Conduct disorders in childhood and adolescence. Sage Publications, Inc. (Thousand Oaks, Calif.).

Kirsch, I.; Montgomery, G. & Sapirstein, G. (1995). Hypnosis as an adjunct to cognitive-behavioral psychotherapy: A meta-analysis. Journal of Consulting & Clinical Psychology 63, 214–220.

Klackenberg, G. (1987). Incidence of parasomnias in children in a general population In: C. Guilleminault (Ed.): Sleep and its disorders in children. New York: Raven Press, 99–113.

Kossak, H.-C. (2004). Hypnose. Lehrbuch für Psychotherapeuten und Ärzte. , 4. Auflage. Weinheim: Beltz.

Kraenz, S.; Fricke, L.; Wiater, A.; Mitschke, A.; Breuer, U. & Lehmkuhl, G. (2003). Schlafprobleme bei Schulanfängern. Erste Ergebnisse der Studie »Gesunder Schlaf für Kölner Kinder«. Kinder- und Jugendarzt 34, 562–569.

Laberge, L.; Tremblay, R. E.; Vitaro F. & Montplaisir J. (2000). Development of parasomnias from childhood to early adolescence. Pediatrics 106, 67–74.

Largo, R. H. & Hunziker, U. A. (1989). Normales Schlafverhalten und die häufigsten Störungen in den ersten Lebensjahren. Pädiatrische Praxis 38, 215–223.

Lehmkuhl, G.; Döpfner, M.; Plueck, J.; Berner, W.; Fegert, J. M.; Huss, M.; Lenz, K.; Schmeck, K.; Lehmkuhl, U. & Poustka, F. (1998). Häufigkeit psychischer Auffälligkeiten und somatischer Beschwerden bei vier- bis zehnjährigen Kindern in Deutschland im Urteil der Eltern – ein Vergleich normorientierter und kriterienorientierter Modelle. Zeitschrift für Kinder- und Jugendpsychiatrie 2, 83–96.

Lehmkuhl, G. & Frölich, J. (1998). Diagnostik und Differentialdiagnostik von Schlafstörungen im Kindesalter. Fortschritte in Neurologie und Psychiatrie 66, 553–569.

Lehmkuhl, G.; Wiater, D. & Lehmkuhl, U. (2008). Depressive Störungen im Kindes- und Jugendalter. Bundesgesundheitsblatt – Gesundheitsforschung – Gesundheitsschutz 51, 399–405.

Lehmkuhl, G. et al. (2008). Schlafstörungen im Einschulalter – Ursachen und Auswirkungen. Deutsches Ärzteblatt 105(47), 809–814.

Lichtenstein, K. L. & Riedel, B. W. (1994). Behavioral assessment and treatment of insomnia: A review with an emphasis on clinical application. Behavior Therapy 25, 659–688.

Maccoby, E. E. & Martin, J. A. (1983). Socialization in the context of the family: Parent-child interaction. In P. H. Mussen (Ed.) & E. M. Hetherington (Vol. Ed.), Handbook of child psychology: Vol. 4. Socialization, personality, and social development, 4th ed., New York: Wiley, 1–101.

Mindell, J. A. (1993). Sleep disorders in children. Health Psychology 12, 151–162.

Mindell, J. A.; Kuhn, B.; Lewin, D. S.; Meltzer, L. J. & Sadeh, A. (2006). Behavioral Treatment of Bedtime Problems and Night Wakings in Infants and Young Children. Sleep 29, 1263–1276.

Mindell, J. A.; Moline, M. L.; Zendell, S. M.; Brown, L. W. & Fry, J. M. (1994). Pediatricians and sleep disorders; training and practice. Pediatrics 94, 194–200.

Morin, C. M. (1993): Insomnia – Psychological assessment and management. New York: Guilford Press.

Müller, T. & Paterok, B. (1999): Schlaftraining: ein Therapiemanual zur Behandlung von Schlafstörungen. Göttingen: Hogrefe.

Nielsen, T. A. et al. (2000). Development of disturbing dreams during adolescence and their relation to anxiety symptoms. Sleep 23, 727–736.

Owens, J. A.; Maxim, R.; McGuinn, M; Nobile, C.; Msall, M.; Alario, A. (2000). Television-viewing habits and sleep disturbance in school children. Pediatrics 104, 1–8.

Owens, J. A.; Spirito, A. & McGuinn, M. (2000). The children's sleep habits questionnaire (CSHQ): Psychometric properties of a survey instrument for school-aged children. Sleep 23, 1043–1051.

Palm, L.; Persson, E.; Elmqvist, D. & Blennow, G. (1989). Sleep and wakefulness in normal preadolescent children. Sleep 12, 299–308.

Patterson, G. R. (1982). Coercive family process. Eugene, OR: Castalia.

Patterson, G. R.; DeBaryshe, B. D. & Ramsey, E. (1989). A developmental perspective on antisocial behaviour. American Psychologist 44, 329–335.

Perrin, S.; Smith, P. & Yule, W. (2000). The assessment and treatment of Post-traumatic Stress Disorder in children and adolescents. Journal of Child Psychology and Psychiatry and Allied Disciplines 41, 277–289.

Pollock, J. I. (1992). Predictors and longterm associations of reported sleeping difficulties in infancy. Journal of Reproductive and Infant Psychology 10, 151–168.

Rabenschlag, U. (2001). So finden Kinder ihren Schlaf. Informationen und Hilfen für Eltern. Freiburg: Herder.

Remschidt, H. & Schulz, E. (1999). Unipolare und bipolare Störungen im Kindes- und Jugendalter. In: A. Marneros (Ed.) Handbuch der unipolaren und bipolaren Erkrankung, Stuttgart: Thieme, 519–531.

Rickel, A. & Brown, R. (2007). Attention Deficit/Hyperactivity Disorder in Children and Adults, Göttingen: Hogrefe & Huber.

Richman, N.; Douglas, J.; Hunt, H.; Landsdown, R. & Levere, R. (1985) Behavioral methods in the treatment of sleep disorders – A pilot study. Journal of Child Psychology and Psychiatry 18, 581–590.

Roberts R. E.; Roberts, C. R. & Chan, W. (2008) Persistence and change in symptoms of insomnia among adolescents. Sleep 31, 177–184.

Sadeh, A. (2005). Cognitive-behavioral treatment for childhood sleep disorders. Clin Psychol Rev 25, 612–628.

Salzarulo, P. & Chevalier, A. (1983). Sleep problems in children and their relationship with early disturbances of the waking-sleeping rhythms. Sleep 6, 47–51.

Satir, V. (1990). Kommunikation, Selbstwert, Kongruenz. Paderborn: Jungfermann.

Schäfer, T. (1993). Schlaf bei Kindern. In: K. Meier-Ewert & E. Rüther (Hrsg.). Schlafmedizin, Stuttgat: Gustav Fischer, 63–65.

Schlarb, A. A. & Gulewitsch, M. D. (2011). Wenn der Sandmann kommt – wirkt Hypnotherapie bei Kindern mit Schlafstörungen? Hypnose – ZHH 5(1–2), 189–198.

Schlarb, A. A.; Gulewitsch, M.; Kulessa, D. & Hautzinger, M. (2010). Alpträume in der pädiatrischen Praxis: Häufigkeit, familiäre Belastung und Behandlungsempfehlungen. Pädiatrische Praxis 76, 223–230.

Schlarb, A. A.; Milicevic, V., Brandhorst, I., Schwerdtle, B., Kübler, A. & Hautzinger, M. (submitted) Is there a connection between sleep disturbances in childhood and mental illness in adulthood?

Schlarb, A. A.; Schwerdtle, B. & Hautzinger, M. (2010). Validation and psychometric properties of the German Version of the Children's Sleep Habits Questionnaire (CSHQ-DE). Somnologie 14, 260–266.

Schlarb, A. A.; Velten-Schurian, K.; Poets, C. R. & Hautzinger, M. (2011). First effects of a multicomponent treatment for sleep disorders in children. Nature and Science of Sleep 3, 1–11.

Schlarb, A. A.; Milicevic, V., Schwerdtle, B. & Nürk, H.-C. (2012). Connection between sleep, sleep duration, sleep efficiency, sleep quality, sleep disorders and learning in children – a review. Lernen und Lernstörungen 14, 255–280.

Schwerdtle, B.; Roeser, K.; Kübler, A. & Schlarb, A. A. (2010). Validierung und psychometrische Eigenschaften der deutschen Version des Sleep Self Report (SSR-DE). Ein Selbstbeurteilungsinstrument zur Erfassung von Schlafstörungen für Kinder von 7–12 Jahren. Somnologie 14, 267–274.

Schoicket, S. L.; Bertelson, A. D. & Lacks, P. (1988): Is sleep hygiene a sufficient treatment for sleep-maintenance insomnia? Behavior Therapy 19, 183–190.

Schredl, M.; Blomeyer, D. & Görlinger, M. (2000). Nightmares in children: influencing factors. Somnologie 4, 145–149.

Steinberg, R.; Weeß, H.-W. & Landwehr, R. (2000). Schlafmedizin .Bremen: UNI-MED Verlag.

Steinhausen, H.-C. (1999). Schlafstörungen. In: H.-C. Steinhausen & M. von Aster (Hrsg.). Handbuch Verhaltenstherapie und Verhaltensmedizin bei Kindern und Jugendlichen. 2. Auflage. Weinheim. Beltz, 517–536.

Stores, G. (1996). Practicioner Review: Assessment of Sleep Disorder in Children and adolescents. Journal of Child Psychology and Psychiatry, 907–925.

Turner, R. M. (1986). Behavioral self-control procedures for disorders of initiating and maintaining sleep (DIMS). Clinical Psychology Review 6, 27–38.

Wiater A. H.; Mitschke A. R.; Widdern S. von; Fricke L; Breuer U. & Lehmkuhl G. (2005). Sleep disorders and behavioural problems among 8- to 11-year-old children. Somnologie 9, 210–214.

Wiater, A. H. & Scheuermann, P. (2007). Diagnostik von Schlafstörungen. Monatsschrift Kinderheilkunde 155, 600–607.

World Health Organisation Center for Classification of Diseases for North America (1991). International Classification of diseases, 10th Revision, Clinical Modification (ICD-10-CM). National Center for Health Statistics. Ann Harbour: Edward Brothers.

Stichwortverzeichnis

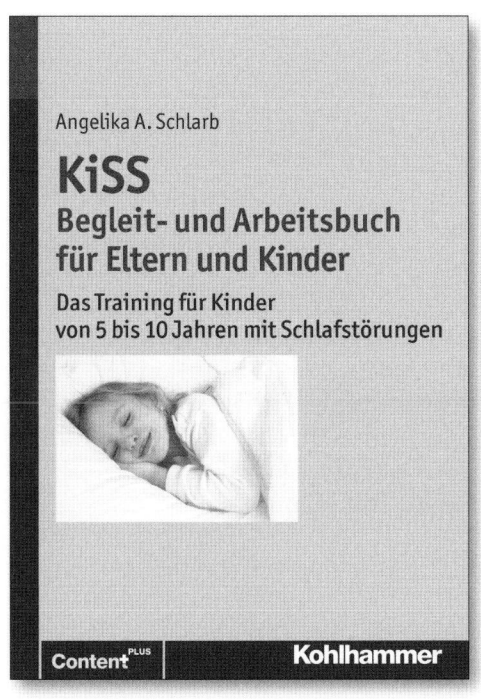

2014. 72 Seiten. Inkl. ContentPLUS. Kart.
€ 19,90
ISBN 978-3-17-021539-9
E-Book-Version (PDF): € 16,99
ISBN 978-3-17-023833-6

Angelika A. Schlarb

KiSS – Begleit- und Arbeitsbuch für Eltern und Kinder

Das Training für Kinder von 5 bis 10 Jahren mit Schlafstörungen

Bei diesem sechs Sitzungen umfassenden Training werden die Kinder in die Therapie mit einbezogen; sowohl die Eltern als auch die Kinder erhalten je drei Sitzungen. Auf diese Weise werden die Kinder zur Bewältigung der Schlafproblematik – im Sinne der Selbstwirksamkeit – eingebunden. Die Eltern lernen, günstige Erziehungsstrategien einzusetzen und zu unterscheiden, ob eher Angst oder das Bedürfnis nach Einfluss oder Macht im Vordergrund der kindlichen Schlafproblematik steht und was sie als Eltern dagegen unternehmen können. Zum Training erhalten sie dieses Begleitmanual, in dem alle Sitzungen dargestellt sind, so dass sie ihre Kinder optimal bei der Umsetzung der gelernten Strategien unterstützen können. ContentPLUS enthält u. a. Schlafprotokolle, eine Geschichtensammlung sowie Präsentationen.

Prof. Dr. rer. nat. Angelika A. Schlarb, Dipl.-Psych., Université du Luxembourg. Zuvor wissenschaftliche Mitarbeiterin an der Abteilung für Klinische und Entwicklungspsychologie des Fachbereichs Psychologie der Universität Tübingen, Leitung der dortigen Ambulanz für Kinder und Jugendliche sowie für Schlafstörungen; federführende Entwicklung des o. g. Programms.

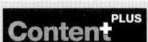 Bücher mit dem Logo ContentPLUS enthalten einen individuellen Code, mit dem Sie Zugang zu umfangreichem Zusatzmaterial auf unserer Homepage erhalten!

Leseproben und weitere Informationen unter www.kohlhammer.de

W. Kohlhammer GmbH · 70549 Stuttgart
Fax 0711/7863 - 8430 · vertrieb@kohlhammer.de

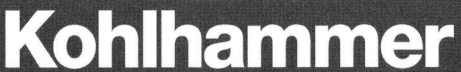

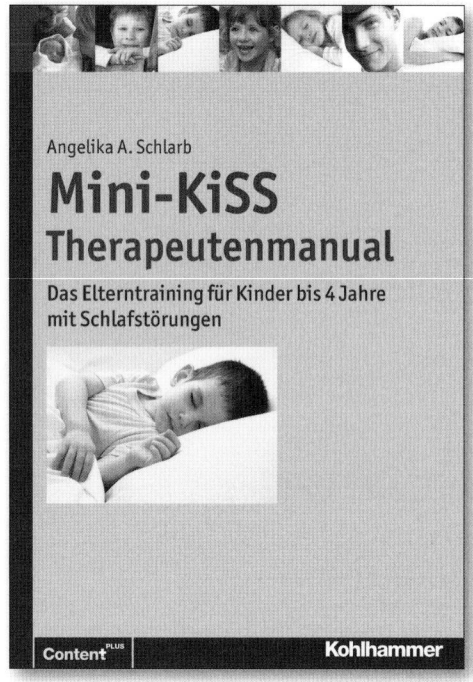

2013. 176 Seiten. Inkl. ContentPLUS. Kart.
€ 39,90
ISBN 978-3-17-021340-1
E-Book-Version (PDF): € 38,99
ISBN 978-3-17-023829-9

Angelika A. Schlarb

Mini-KiSS – Therapeutenmanual

Das Elterntraining für Kinder bis 4 Jahre mit Schlafstörungen

Das nur sechs Sitzungen umfassende Therapiekonzept Mini-KiSS ist gut im Alltag anwendbar und stellt die typischen Probleme beim kindlichen Ein- und Durchschlafen dar. Die Therapeuten erhalten umfassende Kenntnisse über die professionelle Vorgehensweise ebenso wie umfangreiches Hintergrundwissen. So werden günstige Erziehungsstrategien bezüglich des Schlafens benannt, kreative Ideen für schwierige Schlafsituationen, Entspannungsmöglichkeiten, Schlafhygieneempfehlungen und »Therapeutische Fallen« beschrieben. ContentPLUS enthält die Gruppenregeln, Gute-Nacht-Geschichten mit verschiedenen Fingerspiel- und Entspannungsmöglichkeiten, Schlaf- und Glückstagebuch, die Abbildungen des Manuals sowie die Imaginationsübungen als Hörfassung.

Prof. Dr. rer. nat. Angelika A. Schlarb, Dipl.-Psych., Université du Luxembourg. Zuvor wissenschaftliche Mitarbeiterin an der Abteilung für Klinische und Entwicklungspsychologie des Fachbereichs Psychologie der Universität Tübingen, Leitung der dortigen Ambulanz für Kinder und Jugendliche sowie für Schlafstörungen; federführende Entwicklung des o. g. Programms.

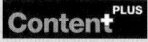 Bücher mit dem Logo ContentPLUS enthalten einen individuellen Code, mit dem Sie Zugang zu umfangreichem Zusatzmaterial auf unserer Homepage erhalten!

Leseproben und weitere Informationen unter www.kohlhammer.de

W. Kohlhammer GmbH · 70549 Stuttgart
Fax 0711/7863 - 8430 · vertrieb@kohlhammer.de

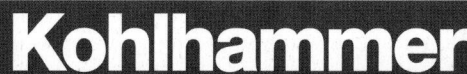

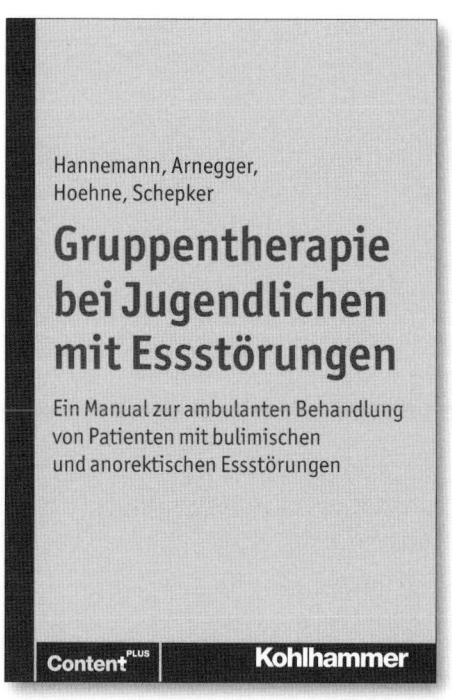

Hannemann, Arnegger,
Hoehne, Schepker

Gruppentherapie bei Jugendlichen mit Essstörungen

Ein Manual zur ambulanten Behandlung
von Patienten mit bulimischen
und anorektischen Essstörungen

2012. 152 Seiten mit 13 Abb. und 1 Tab.
Inkl. ContentPLUS. Kart.
€ 39,90
ISBN 978-3-17-021433-0

Katja Hannemann/Claudia Arnegger/Dagmar Hoehne/Renate Schepker

Gruppentherapie bei Jugendlichen mit Essstörungen

Ein Manual zur ambulanten Behandlung von Patienten mit bulimischen und anorektischen Essstörungen

Essstörungen wie Anorexie, Bulimie und Binge-Eating-Disorder sind im Jugendalter insbesondere bei Mädchen weit verbreitet. Deshalb sind ein frühes Erkennen und eine schnelle Behandlung wesentlich für den Behandlungserfolg. Dieses praxisorientierte Manual stellt – als sinnvolle Ergänzung zur Einzeltherapie – erstmalig ein Konzept einer Gruppentherapie detailliert dar und enthält zahlreiche Arbeitsmaterialien. Nach einer kurzen theoretischen Einführung werden Rahmenbedingungen für die Behandlung dargestellt, die sich in der sozialpsychiatrischen Praxis bewährt haben. Die zehn Therapiemodule sind als interdisziplinär angelegte Gruppentherapie konzipiert und integrieren Elemente aus Kognitiver Verhaltenstherapie, Gestaltungstherapie, Körpertherapie, Psychodrama und Familientherapie.

Dipl.-Psych. **Katja Hannemann,** Kinder- und Jugendpsychotherapeutin, Friedrichshafen. Dipl.-Psych. **Claudia Arnegger,** Friedrichshafen. **Dr. med. Dagmar Hoehne,** Praxis für Kinder- und Jugendpsychiatrie und -psychotherapie, Friedrichshafen. **Prof. Dr. med. Renate Schepker,** Leiterin der Abteilung Kinder- und Jugendpsychiatrie und -psychotherapie, Zentrum für Psychiatrie Weissenau.

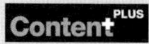 Bücher mit dem Logo ContentPLUS enthalten einen individuellen Code, mit dem Sie Zugang zu umfangreichem Zusatzmaterial auf unserer Homepage erhalten!

Leseproben und weitere Informationen unter www.kohlhammer.de

W. Kohlhammer GmbH · 70549 Stuttgart
Fax 0711/7863 - 8430 · vertrieb@kohlhammer.de

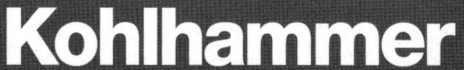

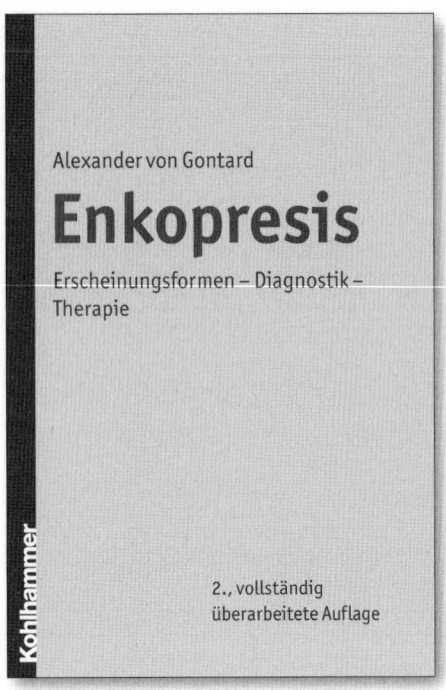

2., vollst. überarb. Auflage 2011
208 Seiten mit 24 Abb. und 32 Tab. Kart.
€ 39,90
ISBN 978-3-17-021441-5

Alexander von Gontard

Enkopresis

Erscheinungsformen – Diagnostik – Therapie

Enkopresis (oder Einkoten) gehört zu den häufigen, allerdings auch tabuisierten und vernachlässigten Störungen des Kindesalters, für die es jedoch effektive Behandlungsmethoden gibt. Die vollständig überarbeitete Neuauflage vermittelt anhand aktuellster wissenschaftlicher Erkenntnisse zur Klinik und Ätiologie, unter Berücksichtigung neuester Klassifikationsvorschläge und Therapieempfehlungen, einen fundierten theoretischen Hintergrund. Zahlreiche Fallbeispiele und ein ausführlicher Anhang mit Fragebögen und Protokollen machen diesen Band zu einer anschaulichen und praxisnahen Arbeitshilfe.

Prof. Dr. Alexander von Gontard ist Direktor der Klinik für Kinder- und Jugendpsychiatrie und Psychotherapie am Universitätsklinikum des Saarlandes (Homburg), Facharzt für Kinder- und Jugendpsychiatrie, Kinderheilkunde und Psychotherapeutische Medizin.

Leseproben und weitere Informationen unter www.kohlhammer.de

W. Kohlhammer GmbH · 70549 Stuttgart
Fax 0711/7863 - 8430 · vertrieb@kohlhammer.de

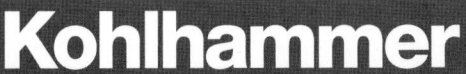